Huber

Asperger als Chance

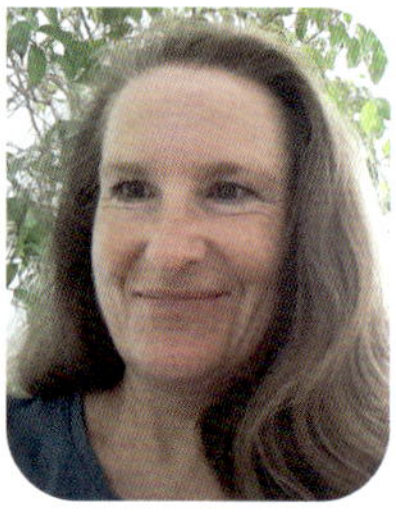

PD Dr. Mag. Susanne Huber ist Biologin und als habilitierte Lehrbeauftragte und assoziierte Wissenschaftlerin am Department für Evolutionäre Anthropologie der Universität Wien tätig. Ihre Forschungsgebiete umfassen unter anderem evolutionäre Grundlagen menschlichen Verhaltens, Epigenetik, das Gebiet der frühkindlichen Entwicklung und Faktoren, die diese beeinflussen. In diesem Rahmen hat sie sich auch mit dem Autismus-Spektrum beschäftigt. Sie hat selbst die Diagnose Asperger-Syndrom erhalten.

PD Dr. Susanne Huber

Asperger als Chance

Die besonderen Fähigkeiten von Menschen mit Asperger erkennen und stärken

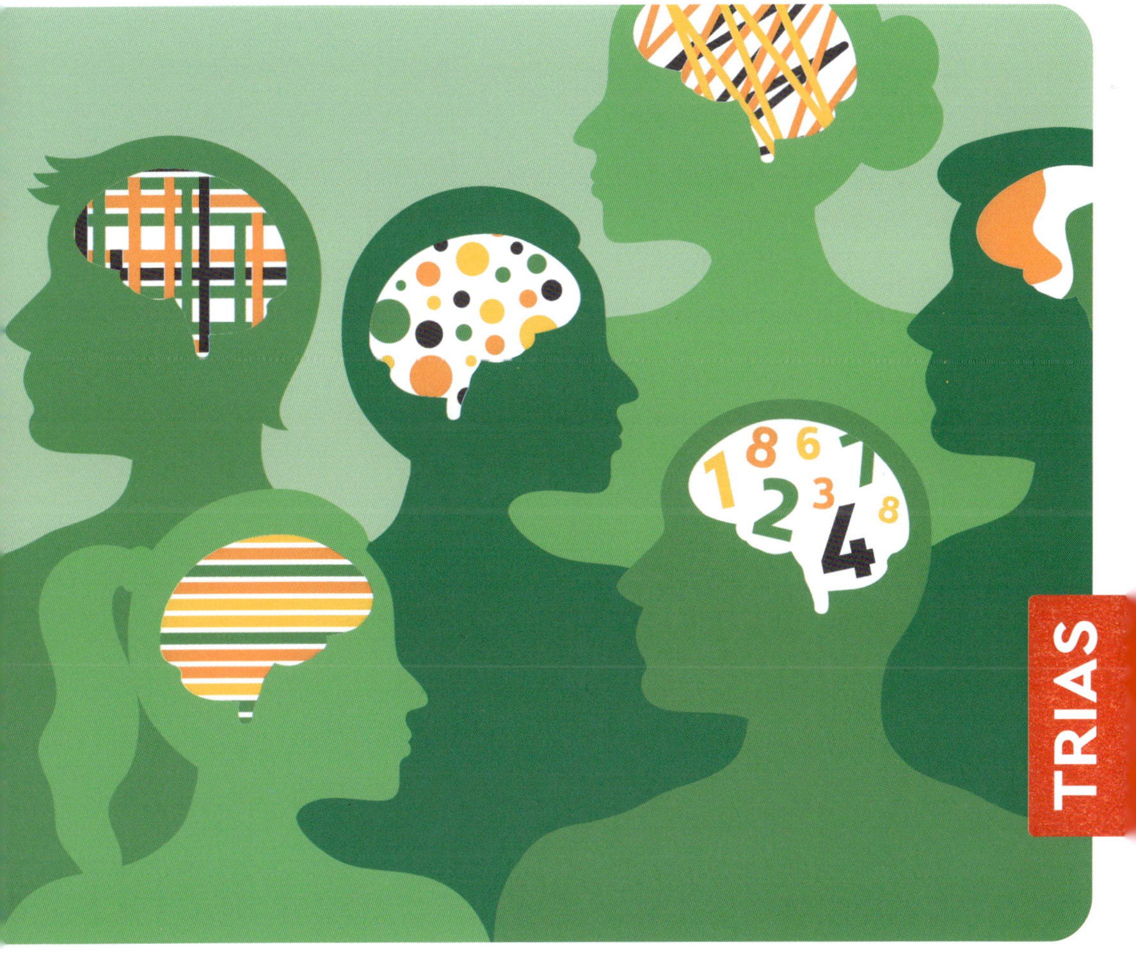

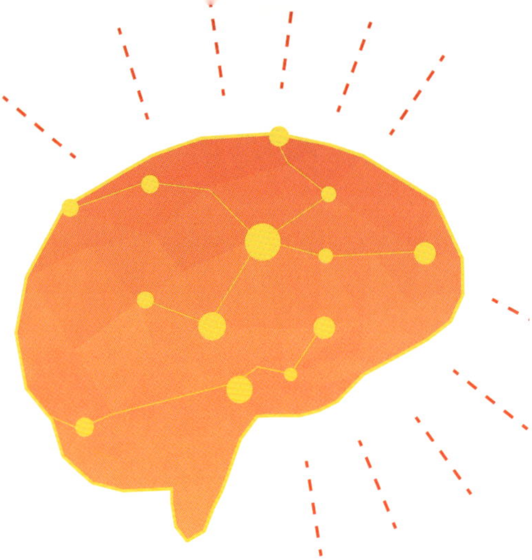

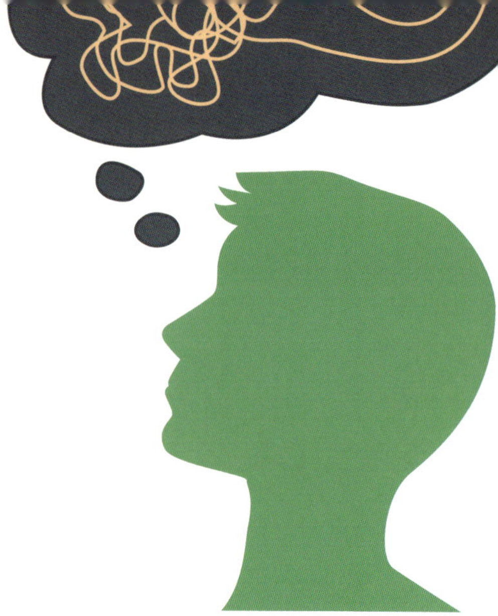

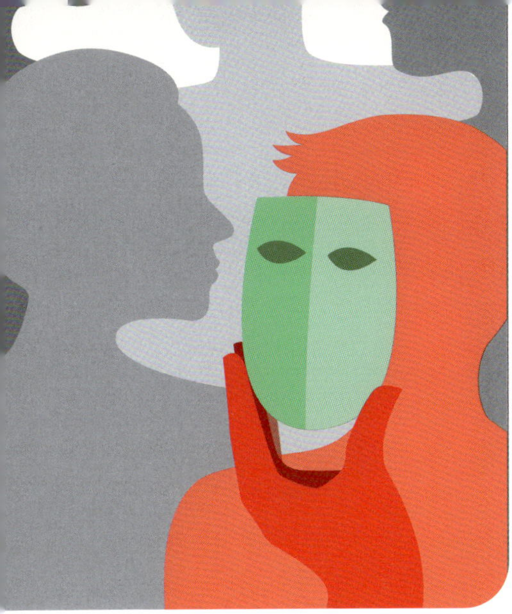

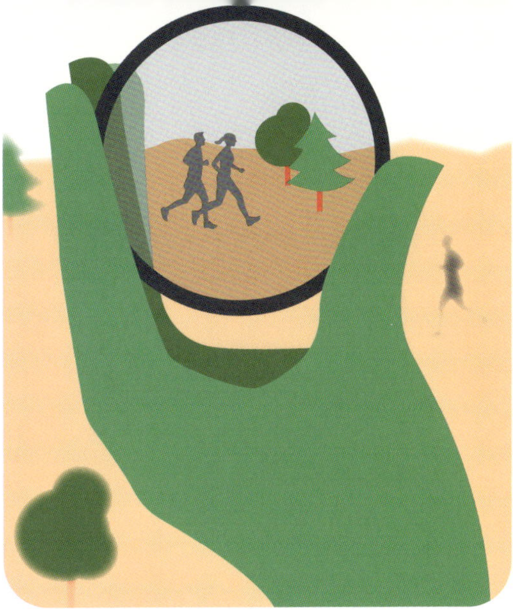

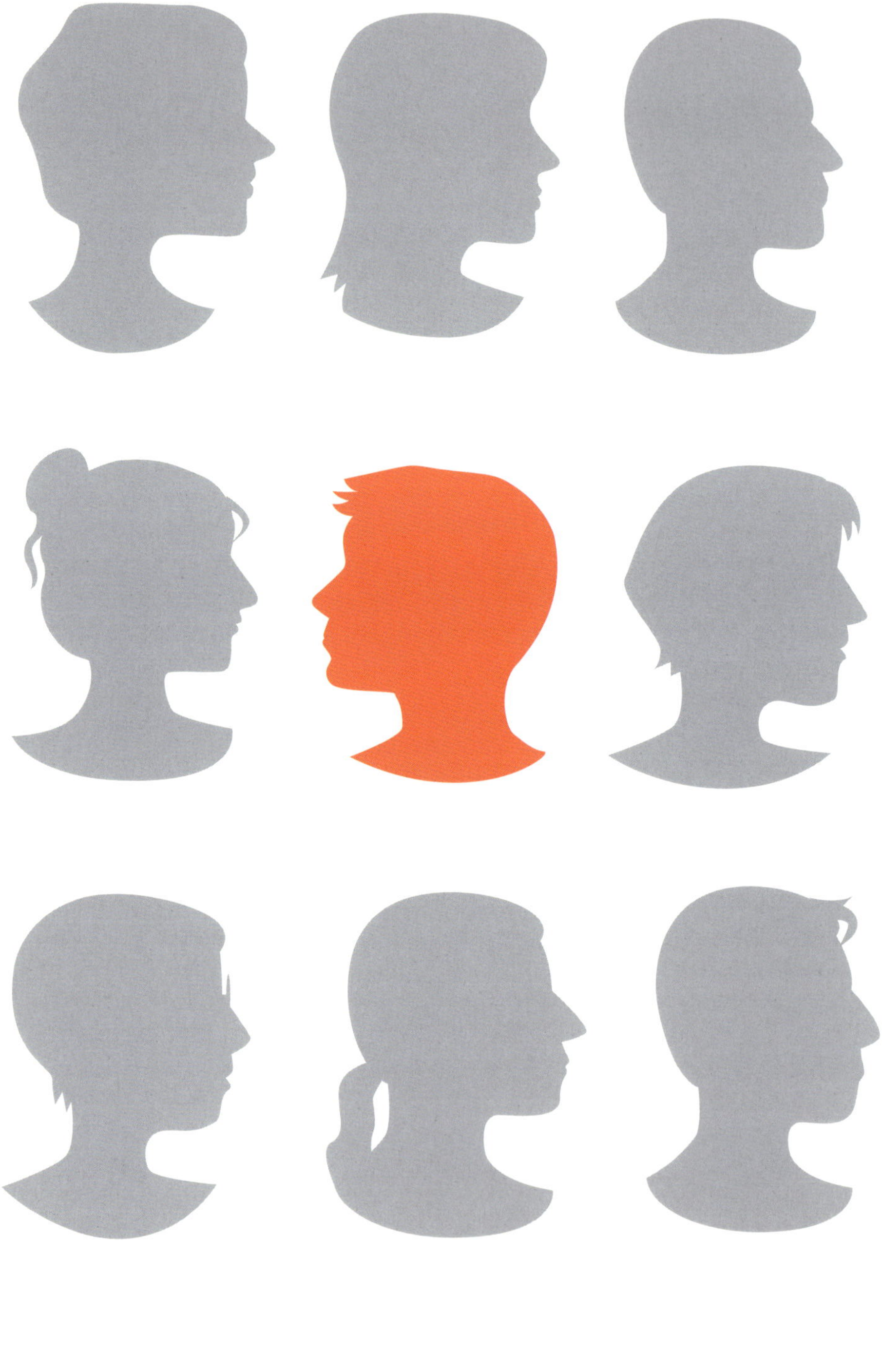

Vorwort

Dieses Buch ist an Asperger-Betroffene, deren Angehörige und ausdrücklich auch an all jene gerichtet, die erst einen Verdacht hegen, sie selbst oder ein Familienmitglied könnten vom Asperger-Syndrom betroffen sein. Das Buch richtet sich aber auch an Interessierte, die einfach mehr über das Asperger-Syndrom erfahren möchten.

Auch wenn in diesem Buch die positiven Seiten des Asperger-Syndroms besondere Beachtung finden, geht es nicht darum, irgendetwas zu beschönigen. Das Buch ist der Versuch, ein möglichst unvoreingenommenes Bild des Asperger-Syndroms zu zeichnen, ein Bild, das die Probleme und Schwierigkeiten nicht kleinredet, aber auch die Stärken und besonderen Fähigkeiten anerkennt. Berühmte Asperger sind Beleg dafür, dass das Asperger-Syndrom nicht notwendigerweise als Beeinträchtigung, sondern auch als Chance begriffen werden kann.

Um Missverständnissen vorzubeugen: Dieses Buch bezieht sich ausschließlich auf Menschen mit Asperger-Syndrom. Es ist mir bewusst, dass sich die Situation für Menschen mit frühkindlichem Kanner-Autismus vollkommen anders darstellt. Doch das ist nicht Thema dieses Buches. Es geht ausdrücklich um das Asperger-Syndrom und nicht um andere Formen aus dem Autismus-Spektrum. Auch wenn von Autisten, autistischen Menschen oder Menschen im Autismus-Spektrum die Rede ist, bezieht sich der Text hier immer auf das Asperger-Syndrom oder, in einigen Fällen, auf das Autismus-Spektrum im Allgemeinen. Autismus im Sinne von frühkindlichem Autismus, ist in keinem Fall damit gemeint.

Ich hoffe, dass Sie das Asperger-Syndrom nach der Lektüre des Buches besser verstehen und künftig vielleicht aus einem etwas anderen Blickwinkel betrachten.

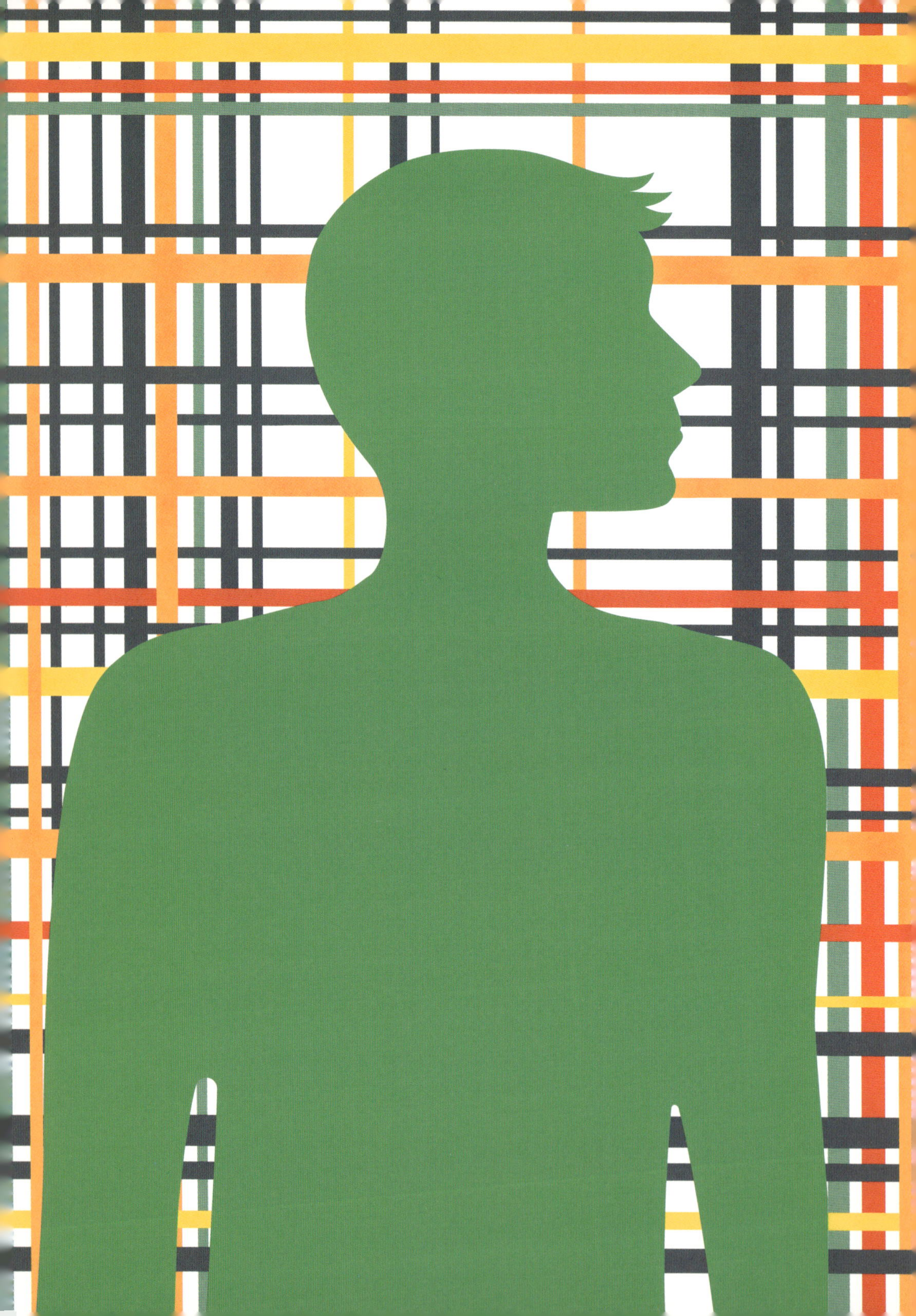

Teil 1: Alles über Asperger

Was versteht man unter dem Asperger-Syndrom? Welche Kernsymptome gibt es und wie äußern sie sich? Welche Vorurteile dominieren die gängigen Vorstellungen über das Asperger-Syndrom?

Kapitel 1: Was ist das Asperger-Syndrom?

Das Asperger-Syndrom ist eine Form von Autismus. Autismus ist eine Entwicklungsstörung, die die Art und Weise beeinflusst, wie eine Person die Welt wahrnimmt, Informationen verarbeitet und mit Menschen in Beziehung tritt.

Das äußert sich in erster Linie in Besonderheiten des Sozialverhaltens sowie eingeschränkten Interessen und repetitiven Verhaltensweisen. Im Unterschied zu anderen Autismus-Formen, wie zum Beispiel dem frühkindlichen Kanner-Autismus, geht das Asperger-Syndrom nicht mit einer Verzögerung oder Beeinträchtigung der Sprachentwicklung einher. Die Diagnose »Asperger-Syndrom« schließt zudem eine Intelligenzminderung aus. Asperger-Betroffene sind daher durchschnittlich oder überdurchschnittlich intelligent.

Die Unterschiede zwischen verschiedenen Autismus-Ausprägungen sind allerdings fließend. Die Diagnose »Asperger-Syndrom« ist daher mittlerweile aus dem amerikanischen Diagnosehandbuch verschwunden. Seit dem 1. Januar 2022 ziehen auch die Europäischen Richtlinien nach. Die einzelnen Autismus-Formen werden nun unter einer einzigen Diagnose, dem »Autismus-Spektrum«, zusammengefasst (siehe »Wissenswertes« Seite 113).

Kernsymptome des Asperger-Syndroms

Ein Syndrom bezeichnet immer eine Kombination unterschiedlicher Symptome. Beim Asperger-Syndrom, wie auch dem Autismus-Spektrum im Allgemeinen, handelt es sich um eine, bis heute nicht ganz verstandene, Kombination zweier Kernsymptome: der beeinträchtigten Fähigkeit zu gegenseitiger sozialer

Interaktion und sozialer Kommunikation, sowie eingeschränkter und repetitiver Verhaltensweisen und Interessen.

Die Symptome bestehen lebenslang und müssen schwerwiegend genug sein, um zu Beeinträchtigungen in wichtigen Lebensbereichen wie etwa Schule, Beruf, Familie oder Sozialleben zu führen. Sie treten zum Teil aber erst dann deutlich zutage, wenn die sozialen Anforderungen komplexer werden. Der Schweregrad der Symptome ist individuell sehr unterschiedlich und variiert von relativ mild bis zu äußerst belastend.

Soziale Interaktion und Kommunikation

Eines der Hauptkennzeichen des gesamten Autismus-Spektrums, und daher auch des Asperger-Syndroms, ist die eingeschränkte Fähigkeit zur sozialen Gegenseitigkeit. Was bedeutet das?

Asperger-Betroffenen fällt es schwer, mit anderen Menschen in Kontakt zu treten, den Kontakt aufrechtzuerhalten und Freundschaften zu schließen. Soziale Kontakte werden zudem meist als anstrengend erlebt. Charakteristisch ist vor allem der Mangel an sozialer und emotionaler Gegenseitigkeit. So haben Menschen mit Asperger Probleme damit, die Gedanken, Gefühle und Absichten anderer Menschen zu erkennen und zu verstehen. Sie teilen auch ihre eigenen Interessen und Freuden kaum mit anderen und haben Schwierigkeiten, anderen ihre eigenen Emotionen zu vermitteln.

Diese eingeschränkte Fähigkeit des »gemeinschaftlichen Erlebens« äußert sich bereits im ersten Lebensjahr darin, dass betroffene Kinder ihre Aufmerksamkeit nicht auf gemeinsame Ziele richten. Sie folgen dem Blick der Eltern auf ein Spielzeug kaum nach. Und, anders als nicht autistische Gleichaltrige, zeigen sie ihren Eltern ein Spielzeug auch nicht, um einfach nur die Freude daran zu teilen. Durch diesen Mangel an gemeinsamer Aufmerksamkeit und gemeinschaftlichem Erleben verpassen diese Kinder all jene ungezählten Momente, in denen nicht autistische Kinder, beginnend mit dem ersten Lebenstag, ganz intuitiv das soziale Miteinander erlernen. Zwar lernen auch Asperger-Betroffene mit der Zeit, wie man sich in sozialen Standardsituationen angemessen verhält. Komplexe soziale Anforderungen übersteigen jedoch fast immer ihre Fähigkeiten. Dieser Mangel an sozialer Kompetenz kann sich auf Dauer rächen, denn vielfach entscheidet das soziale Geschick über Erfolg und Misserfolg im Leben.

Menschen mit Asperger mangelt es noch aus einem weiteren Grund an sozialer Kompetenz: Sie sind in ihrer sozialen Kommunikationsfähigkeit beeinträchtigt. Auch wenn sie häufig über einen großen Wortschatz, eine gute Ausdrucksfähigkeit und ausgezeichnete grammatikalische Fähigkeiten verfügen, haben

Asperger-Betroffene oft Schwierigkeiten damit, in sozialen Situationen richtig und angemessen zu kommunizieren. Nicht die Sprachfähigkeit ist beim Asperger-Syndrom betroffen, die Fähigkeit zum pragmatischen Einsatz der Sprache ist eingeschränkt. Etwa zu wissen, was man sagt und was man besser nicht sagt. Asperger-Betroffenen dienen Gespräche in erster Linie zum Informationsaustauch. Sie sagen genau was sie meinen und verstehen auch eher, was andere sagen und nicht, was diese meinen. Ein Gespräch nur um des sozialen Austauschs willen ist ihnen dagegen fremd. Die Kunst der Konversation liegt ihnen ebenso wenig. So haben viele Menschen mit Asperger Schwierigkeiten, wenn es beispielsweise darum geht, ein Gespräch zu beginnen oder zu beenden, einen Themenwechsel vorzunehmen, oder ein Missverständnis zu beseitigen.

Diese Schwierigkeiten liegen zum Teil daran, dass viele Asperger Probleme haben, nonverbale Signale wie Mimik und Gestik zu erkennen und selbst auszusenden. Es fällt ihnen nicht nur schwer, den Gesichtsausdruck zu lesen, sie schenken nonverbalen Signalen häufig auch zu wenig Beachtung. Das kann leicht zu Missverständnissen führen, besonders dann, wenn eine Person etwas anderes sagt als sie in Wirklichkeit meint.

Einer der Gründe für die begrenzte Fähigkeit, den Gesichtsausdruck richtig zu interpretieren, ist die Abneigung der Menschen im Autismus-Spektrum, anderen Personen in die Augen zu schauen. Blickkontakt wird als unangenehm, anstrengend oder ablenkend empfunden. Autisten konzentrieren sich eher auf die Mundpartie. Dadurch entgehen ihnen jedoch wichtige nonverbale Signale der Augenregion. Augenkontakt ist zudem ein Zeichen für Intimität. Fehlender Blickkontakt steht daher auch dem gemeinschaftlichen Erleben entgegen.

Eingeschränkte repetitive Verhaltensweisen und Interessen

Das zweite charakteristische Kernsymptom des Autismus-Spektrums bzw. des Asperger-Syndroms sind begrenzte Interessen und repetitive Verhaltensmuster. Darunter versteht man Verhaltensweisen und Interessen, die vor allem durch einen sich wiederholenden Charakter auffallen. Das äußert sich unter anderem durch eine besondere Vorliebe für Routinen und Rituale. Beispiele für solche Routinen sind etwa Tätigkeiten, die immer auf die gleiche Weise, oder in derselben Reihenfolge durchgeführt werden, oder die Angewohnheit, immer den gleichen Weg zu wählen. Diese Routinen werden im Allgemeinen als stressreduzierend erlebt.

Typisch für das Asperger-Syndrom sind auch die sogenannten Spezial-Interessen. Diese Interessen zeichnen sich vor allem durch ihre Intensität aus. Auch das Interessensgebiet kann, muss aber nicht, ungewöhnlich sein, es kann sich genauso gut um allgemein übliche Themengebiete handeln. Dabei kann es sich nur um ein einziges, oder auch um mehrere Interessensgebiete handeln, die zudem mit der Zeit wechseln können. Sich ihren Interessen zu widmen, gehört zu den Hauptfreuden der Asperger-Betroffenen, die Beschäftigung damit bietet ihnen Erholung und wirkt entspannend. Asperger werden von diesen Interessen geradezu gepackt. Das kann so weit gehen, dass sie sich am liebsten nur noch damit beschäftigen würden. Der Nachteil dieser Interessen liegt darin, dass gleichzeitig das Interesse für andere Dinge fehlt. Diese Ausschließlichkeit des Interesses kann zu einem Problem werden, wenn deswegen etwa wichtige Aufgaben vernachlässigt werden, oder auch, wenn sich Menschen mit Asperger über nichts anderes mehr unterhalten wollen.

Namensgebend für das zweite Kernsymptom sind außerdem die repetitiven Verhaltensweisen, im Englischen »stimming« (steht für selbststimulierendes Verhalten) genannt. Diese sich wiederholenden Verhaltensmuster gehören zu den auffallendsten Symptomen des Autismus-Spektrums und treten schon sehr früh auf. Beispiele sind wippen, schaukeln oder sich im Kreis drehen. Grund für dieses Verhalten ist allein die Wirkung, die es entfacht: es wirkt beruhigend, stressreduzierend und wird als angenehm empfunden. Nicht alle Asperger zeigen diese Verhaltensweisen, manche zeigen sie auch nur als Kind.

In den neuen Diagnoserichtlinien sind zudem Wahrnehmungsbesonderheiten als Kernsymptome enthalten. Die veränderte Wahrnehmung von Sinneseindrücken geht mit einer eingeschränkten Fähigkeit einher, Sinnesreize zu filtern. Ein und dieselbe Person kann auf manche Sinneseindrücke über-, auf andere unterempfindlich reagieren. Vor allem die Überempfindlichkeiten können sehr belastend sein. Besonders häufig sind Überempfindlichkeiten gegenüber Geräuschen, aber auch grelles Licht, Gerüche oder Berührungen werden vielfach als zu intensiv empfunden. Andererseits können manche Sinneseindrücke aber auch ein Glücksgefühl hervorrufen.

Ferner haben manche Betroffenen Schwierigkeiten mit der Balance, die Motorik kann ebenfalls etwas ungelenk sein.

Anzeichen des Asperger-Syndroms

Wenn Asperger-Betroffene von ihren Symptomen erzählen, werden diese häufig mit der Bemerkung »Das ist bei mir auch so« geringgeschätzt, nach dem Motto: »Alle Menschen sind ein bisschen autistisch.« Doch nur, weil sich jemand beispielsweise in sozialen Situationen manchmal unwohl fühlt, ist das noch lange kein Hinweis auf das Asperger-Syndrom. Wie der Name »Syndrom« schon sagt, setzt die Diagnose eine Kombination unterschiedlicher Symptome voraus, die zudem so gravierend sein müssen, dass sie die Lebensqualität nachhaltig beeinträchtigen. Nicht alle Symptome sind dabei bei allen Betroffenen gleichermaßen ausgeprägt. Sie können in ihrem Schweregrad stark variieren. Die Diagnoserichtlinien erfordern allerdings, dass eine gewisse Anzahl an Symptomen vorhanden sein muss (siehe »Wissenswertes« Seite 113).

Erste Warnsignale bei Babys und Kleinkindern

Auch bei Babys und Kleinkindern bedeutet das Auftreten einzelner Symptome nicht, dass sich das Kind im Autismus-Spektrum befindet. Dennoch gibt es einige Anzeichen, die mögliche Warnsignale sein können. Es ist wichtig, diese sofort abklären zu lassen, denn Therapiemaßnahmen sind umso effektiver, je früher sie beginnen. Doch obwohl Eltern erste Anzeichen, dass sich ihr Kind anders als andere entwickelt, häufig schon im Kleinkindalter bemerken, werden Kinder mit Asperger-Syndrom im Durchschnitt erst mit acht bis elf Jahren diagnostiziert.[1] Hier wurde wertvolle Zeit vergeudet.

Auf welche Anzeichen sollte man als Elternteil also achten?

Schon im ersten Lebensjahr versuchen Babys normalerweise, durch Laute oder Gesten zu kommunizieren. Frühe Warnsignale können daher sein:

- Wenn ein Baby nicht versucht, Aufmerksamkeit zu bekommen;
- wenn es nicht beginnt, auf Dinge zu zeigen;
- wenn es nicht lächelt oder
- wenn es keinen Blickkontakt aufbaut und der Augenregion wenig Beachtung schenkt.

Auch bei Kleinkindern sollte man aufmerksam werden, wenn sie nicht versuchen, durch Gesten oder Blicke die Aufmerksamkeit zu erlangen, oder wenn sie Freude und Vergnügen nicht mit anderen teilen. Auch repetitive Verhaltensweisen können frühe Warnsignale sein.

Besonders wenn mehrere der folgenden Anzeichen auftreten, ist eine Abklärung notwendig. Das Kind:

- zeigt selten auf Dinge, um die Aufmerksamkeit dafür zu teilen.
- nutzt selten Blickkontakt, um Aufmerksamkeit zu bekommen oder zu teilen.
- reagiert nicht durchweg auf seinen Namen.
- lächelt vertraute Menschen von sich aus selten an.
- spricht nicht allein um des »sozialen Geplauders« willen, sondern um etwas mitzuteilen.
- spielt selten »So-tun-als-ob«-Spiele (z. B. das Kuscheltier füttern).
- konzentriert sich eher auf den Mund als auf die Augen, wenn man mit ihm spricht.
- zeigt wenig Interesse an anderen Kindern oder nimmt mit ihnen unangemessen Kontakt auf.

- spielt gerne allein.
- zeigt repetitive Bewegungen (z. B. schaukeln, drehen, mit den Händen flattern).
- ist extrem an bestimmten Dingen oder Tätigkeiten interessiert und regt sich auf, wenn es damit aufhören muss.
- hat Schwierigkeiten, Gefühle zu zeigen und Gefühle anderer zu verstehen.
- neigt zu Wutanfällen.
- reagiert überempfindlich auf Sinneseindrücke wie Geräusche (z. B. Staubsaugerlärm), Licht, Berührung (z. B. kratzige Kleidung, bestimmte Speisen).
- ist von manchen Sinneseindrücken fasziniert (z. B. streicht gern über bestimmte Oberflächen).

Anzeichen bei Schulkindern und Teenagern

Sobald das Kind älter wird, werden die sozialen Anforderungen komplexer. Besonders Auffälligkeiten im Sozialverhalten können daher auf das Asperger-Syndrom hindeuten. Etwa wenn das Kind sozial unreif und naiv ist oder sich kaum für die sozialen Aktivitäten der anderen Kinder interessiert. Da betroffene Kinder die sozialen Regeln intellektuell erfassen müssen, stehen sie in sozialen Situationen meist unter Anspannung und Stress. Sobald sie nach Hause kommen, sind sie daher oft angestrengt und müde. Im Schulkind-Alter zeigen sich bereits auch intensive Interessen. In den Interessengebieten kann das Kind dabei beachtliches Wissen anhäufen. Weitere Hinweise sind ein Beharren auf Routinen und repetitive Verhaltensweisen, vor allem dann, wenn sich das Kind entspannt oder sehr konzentriert ist.

Ein Verdacht auf das Asperger-Syndrom sollte auch abgeklärt werden, wenn das Kind mehrere der folgenden Anzeichen zeigt. Das Kind:

- hat Schwierigkeiten, Freunde zu finden und sie zu behalten.
- tut sich schwer damit, auf andere Kinder zuzugehen.
- hat Schwierigkeiten, Körpersprache zu verstehen.
- spricht exzessiv über das eigene Interessensgebiet.
- beginnt selten ein Gespräch und hat Schwierigkeiten damit, ein Gespräch in Gang zu halten.
- grüßt nicht.
- wirkt schüchtern.
- spricht mit monotoner Stimme.
- vermeidet Blickkontakt oder starrt Menschen an.
- hat Probleme, die Gefühle anderer zu verstehen.
- kann sich lange Zeit allein beschäftigen.
- hat nur wenige, aber sehr intensive Interessen.
- hängt sehr an bestimmten Objekten.
- hat Schwierigkeiten mit Veränderungen.
- wirkt ernsthaft.
- ist überempfindlich gegenüber lauten Geräuschen, hellem Licht, unangenehmen Berührungsreizen.

Das Teenager-Alter ist eine Phase, in der Sozialkontakte eine dominierende Rolle einnehmen. Diese Zeit stellt für Kinder mit Asperger daher eine ganz besondere Herausforderung dar. Neben sozialen Schwierigkeiten macht oft zunehmend auch die Organisation und rechtzeitige Erledigung der Schulaufgaben Probleme.

Hinweise auf ein mögliches Asperger-Syndrom sind außerdem:

- Probleme, Freundschaften zu schließen
- Gefühl, nicht dazu zu passen
- geringes Selbstwertgefühl
- Schwierigkeiten mit nonverbaler Kommunikation
- das Kind ist unverhältnismäßig ängstlich und besorgt
- Schwarz-Weiß-Denken
- Bedürfnis, sich aus der Welt zurückzuziehen
- wenige sehr intensive Interessen
- das Tragen von bequemer statt modischer Kleidung
- empfindliche Reaktion auf Sinnesreize (z.B. das Kind empfindet Stress und Überforderung in lärmender Umgebung)

Anzeichen bei Erwachsenen

Das Asperger-Syndrom im Erwachsenenalter zu diagnostizieren, kann selbst für Fachleute schwierig sein. Denn erwachsene Asperger sind oft sehr gut darin, zu maskieren: Sie haben ein Leben lang gelernt, sich so zu verhalten, wie es erwartet wird. Frauen gelingt das in der Regel besser als Männern (siehe Seite 17). Es reicht daher nicht aus, die Person nach ihrem Verhalten zu beurteilen, sondern es ist ebenso wichtig zu wissen, was in ihr vorgeht.

Will man wissen, ob man selbst vom Asperger-Syndrom betroffen ist, empfiehlt es sich, Berichte anderer Betroffener zu lesen. Wenn man sich in diesen Schilderungen wiederfindet oder Dinge ähnlich erlebt, kann das ein erster Hinweis sein. Was fast alle Asperger-Betroffenen eint, ist das Gefühl, anders zu sein, niemals so richtig dazuzugehören. Und das Gefühl, vor anderen Menschen die wahre Natur unterdrücken zu müssen und erst dann so sein zu können, wie man wirklich ist, wenn man allein ist.

Wenn zudem etliche der folgenden Anzeichen zutreffen, kann das auf das Asperger-Syndrom hindeuten. Dennoch, eine Diagnose kann immer nur durch Spezialisten erfolgen, die zunächst andere mögliche Ursachen für die geschilderten Symptome ausschließen.

- Das Knüpfen von Sozialkontakten wird als schwierig empfunden.
- Erschöpfung nach zu vielen Sozialkontakten und das Bedürfnis, sich zurückzuziehen.
- Unsicherheit im sozialen Umgang, soziale Regeln werden zu unflexibel angewandt.
- Weniger Freunde als andere haben, es fällt schwer, Freundschaften zu schließen und sie aufrechtzuerhalten.

- Small-Talk fällt schwer.
- In der Kommunikation sachlich und direkt, kann dabei unhöflich, kühl oder arrogant wirken; der Wunsch, dass andere einfach sagen, was sie meinen.
- Schwierigkeiten, nett und umgänglich zu kommunizieren: Es fällt schwer, Nettigkeiten auszutauschen, zu grüßen oder andere zu kritisieren, ohne dass es scharf und unfreundlich wirkt; es fällt auch schwer, Mitgefühl zu zeigen.
- Probleme mit der Gesprächsführung: Schwierigkeiten, eine Unterhaltung zu beginnen, diese aufrechtzuhalten oder zu beenden, das Thema zu wechseln; Tendenz zu monologisieren; am Telefon nicht zu wissen, wann man mit dem Sprechen dran ist.
- Die Sprechstimme kann monoton, bei Stress zu laut sein.
- Schwierigkeiten mit nonverbaler Kom munikation.
- Augenkontakt wird als unangenehm oder ablenkend empfunden, Worten wird mehr Bedeutung beigemessen als nonverbalen Signalen.
- Probleme, sich in andere Menschen hineinzuversetzen; Schwierigkeiten, zu erkennen, was andere Menschen denken, vorhaben oder fühlen.
- Die eigenen Gefühle ungern zeigen, aber Probleme damit haben, sich negative Emotionen nicht anmerken zu lassen.
- Intensive, völlig einnehmende Interessen, mit denen man sich am liebsten den ganzen Tag beschäftigen würde.
- Vorliebe für Vorhersehbarkeit und Routinen, Probleme mit unerwarteten Änderungen.
- Schwierigkeiten, Aufgaben zu organisieren oder sich auf uninteressante Aufgaben zu konzentrieren; Bedürfnis, sich jeweils nur auf eine Sache zu konzentrieren.
- »Stims« (selbststimulierende repetitive Verhaltensweisen), die als angenehm und entspannend empfunden werden und die dabei helfen, sich zu konzentrieren und Stress abzubauen.
- Sensibel gegenüber Sinnesreizen (Geräusche, Gerüche, Licht, Berührungsreize); die Tendenz, immer das Gleiche zu essen, große Abneigung gegenüber unbequemer Kleidung.
- Wichtig ist, dass die Symptome seit der Kindheit bestehen.

Abweichende Symptome bei Mädchen und Frauen

Das Asperger-Syndrom wird etwa drei- bis viermal häufiger bei Jungen und Männern als bei Mädchen und Frauen diagnostiziert.[2,3] Möglicherweise sind Letztere durch ihre Biologie weniger anfällig für das autistische Spektrum. Unterschiedliche Anfälligkeiten erklären jedoch nicht, warum Mädchen auch bei gleich schweren Symptomen seltener und später eine Asperger-Diagnose erhalten als Jungen. Das liegt zum Teil daran, dass das Asperger-Syndrom lange Zeit als eine Störung angesehen wurde, die nahezu ausschließlich Jungen betrifft (noch in den 2000er-Jahren ging man davon aus, dass bis zu zehnmal mehr Jungen betroffen sind). Die Diagnoserichtlinien orientieren sich daher vor allem am männlichen Erscheinungsbild. Das Asperger-Syndrom wird aber auch deshalb bei Mädchen und Frauen weniger gut erkannt, weil es ihnen besser gelingt, die eigenen Schwierigkeiten zu überspielen und sie zudem unter einem höheren Druck stehen, sich sozial anzupassen.

Manche Asperger-Symptome sind daher bei Mädchen und Frauen weniger offenkundig und äußern sich auch etwas anders als bei Jungen und Männern:

- Soziale Unsicherheit, Zurückhaltung und mangelnder Blickkontakt werden bei Mädchen oft mit Schüchternheit verwechselt.
- Asperger-Mädchen werden häufig von sozial kompetenten Mädchen »bemuttert«, statt ausgegrenzt zu werden, und können dadurch auch enge Freundschaften schließen. Ihre sozialen Schwierigkeiten fallen daher weniger auf.
- Mädchen mit Asperger ist das typische oberflächliche »Girlie«-Verhalten fremd, ihre sachlichere und nüchterne Art wird gerade von den Eltern oft positiv bewertet und die Betroffenen werden deshalb manchmal überschätzt.
- Mädchen und Frauen mit Asperger gelingt es oft gut, ihre soziale Verwirrung zu überspielen. Sie versuchen, in sozialen Situationen andere zu imitieren und behalten dabei die eigenen Gedanken und Gefühle für sich. So präsentieren sie sich in unterschiedlichen Situationen vielfach sehr verschieden. Das kann so weit gehen, dass sie, oberflächlich betrachtet, sozial sehr kompetent wirken können. Diese »Performance« hat jedoch nichts mit echtem sozialem Verständnis zu tun und ist für die Betroffenen sehr anstrengend und nicht dauerhaft durchzuhalten.
- Sie scheuen sich daher vor sozialen Verpflichtungen und empfinden oft große Erleichterung, wenn sie einfach zu Hause bleiben können, auch wenn ihnen das manchmal ein schlechtes Gewissen bereitet.
- Sie bereiten sich mental auf soziale Aufgaben vor.
- Zum Ausgleich flüchten sie sich häufig in Tagträume.
- Auch die Spezialinteressen werden bei Mädchen oft nicht als Symptom erkannt, da sich betroffene Mädchen häufig für typische Mädchenthemen interessieren. Auffällig ist dann nur die Intensität des Interesses.

Kapitel 2: Welche Ursachen hat das Asperger-Syndrom?

Was sind die Ursachen des Asperger-Syndroms? Vorweg: Man weiß es nicht so genau. Was nicht am zu geringen Forschungsinteresse liegt. Im Gegenteil.

In den letzten 10 Jahren zählte Google Scholar (die Wissenschaftsvariante von Google) fast 3000 Publikationen zum Thema Asperger und über 20 000 Publikationen zum Thema Autismus-Spektrum-Störung.[4] Die Forscher wollen es schon wissen. Allein – die Sache ist kompliziert.

Um eines klarzustellen, sogenannte »Kühlschrankmütter« sind nicht verantwortlich. Ebenso wenig lösen Impfungen das Asperger-Syndrom oder eine andere Form des Autismus-Spektrums aus. Diese falsche Annahme fußt auf einer Publikation, die sich im Nachhinein als fehlerhaft und unseriös herausgestellt hat. Ein weiterer Grund für dieses Missverständnis ist das Auftreten erster Autismus-Symptome ungefähr in dem Alter, in dem Kinder gegen Masern geimpft werden. Dieses zeitliche Zusammentreffen wurde dann fälschlicherweise in einen Kausalzusammenhang uminterpretiert, der nicht existiert. Denn, auch wenn die Symptome erst ab einem bestimmten Alter auffallen, das Asperger-Syndrom, wie das gesamte Autismus-Spektrum, sind angeboren. Man wird also bereits mit Asperger geboren. Es handelt sich um eine Entwicklungsstörung, das heißt, die Gehirnentwicklung im Mutterleib läuft etwas anders ab. Die Entwicklung des Gehirns ist bei der Geburt jedoch noch lange nicht abgeschlossen. Tatsächlich können sich die Symptome im Kleinkindalter verstärken (siehe »Belohnungsmechanismen« Seite 25). Das fußt aber immer auf bereits im Mutterleib angelegten Fehlentwicklungen.

Erblichkeit

Was verursacht diese Fehlentwicklungen? Hier scheinen mehrere Faktoren verantwortlich zu sein, deren Anteil individuell sehr unterschiedlich sein kann. Die Gene spielen jedenfalls eine wichtige Rolle. Das zeigt sich daran, dass das Asperger-Syndrom, wie auch das autistische Spektrum im Allgemeinen, eine stark erbliche Komponente haben. Schon Hans Asperger, dem Begründer und Namensgeber des Syndroms, ist aufgefallen, dass die Väter seiner Patienten auffallend distanziert waren. Heute würde man von sogenannten autistischen Zügen sprechen. Im Englischen bezeichnet man das treffend als den »broad autism phenotype«. Darunter versteht man ein Persönlichkeitsprofil, das sich am Rande des autistischen Spektrums, aber noch im sogenannten »Normalbereich« befindet. Diese Menschen weisen einzelne autistische Züge, aber eben nicht das Gesamtbild des Asperger-Syndroms, auf.

Und wirklich, das Risiko für das Asperger-Syndrom steigt etwa um das Zehnfache an, wenn ein Geschwister ebenfalls vom Asperger-Syndrom betroffen ist.[5] Auch wenn ein naher Verwandter lediglich autistische Züge aufweist, steigt das Asperger-Risiko an. Es gibt also offenbar eine Veranlagung, die leicht ausgeprägt zu autistischen Zügen, im Vollbild aber zum Asperger-Syndrom führt. Und diese Veranlagung liegt in den Genen. Tatsächlich gibt es zahlreiche Gene, die mit irgendeiner Form von Autismus in Verbindung gebracht werden. Und dennoch gibt es kein Autismus- oder Asperger-Gen, denn jedes dieser Gene findet man nur bei 1–2 % aller Betroffenen.[6] Wie lässt sich das erklären?

Autismus-Gene?

Um das zu verstehen, ist ein kleiner Abstecher in die Genetik nötig. Was ist ein Gen? Ein Gen ist ein Abschnitt der Erbsubstanz Desoxyribonukleinsäure (DNS), der den Bauplan für ein Protein enthält. Proteine sind für die unterschiedlichen Lebensprozesse verantwortlich, sie sind die Funktionsträger des Lebens. Die DNS selbst besteht aus einer nahezu endlos langen Kette aus nur vier verschiedenen Bausteinen, den sogenannten Basen (Adenin, Thymin, Cytosin, Guanin). Die Kombination aus jeweils drei DNS-Basen bildet dabei die Vorlage (den Code) für die einzelnen Bausteine der Proteine, die Aminosäuren. Ein Gen besteht nun aus jener Basenabfolge, die den Code für die Abfolge aller Aminosäuren eines Proteins bildet.

Warum ist das in diesem Zusammenhang wichtig? Es zeigt, dass Gene nicht den Code für einzelne Merkmale bilden, Gene kodieren für Proteine. Das ist wichtig und macht einen großen Unterschied. Würden Gene die Vorlage für Merkmale bilden, gäbe es Gene für Körpergröße, Intelligenz, Blutdruck, usw. In wenigen Ausnahmefällen ist das tatsächlich

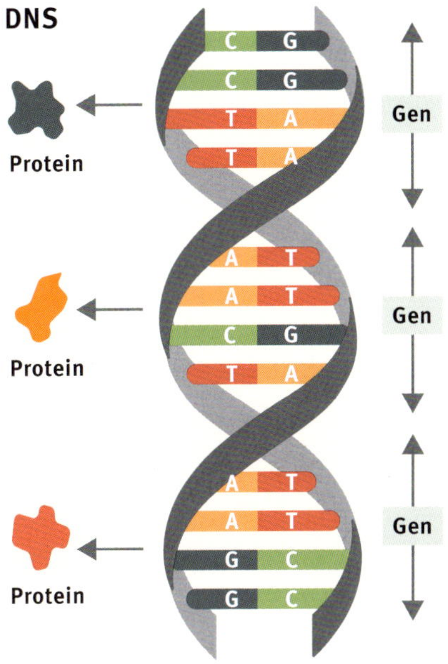

Gene kodieren Proteine, keine Merkmale!

der Fall, und zwar dann, wenn das Gen ein Protein kodiert, das allein für ein bestimmtes Merkmal verantwortlich ist. Es gibt auch einzelne Erkrankungen, die auf ein einziges fehlerhaftes Gen zurückgehen. Das bekannteste Beispiel ist wohl Chorea Huntington, bekannt aus der TV-Serie Dr. House. Aber das sind Ausnahmen. Im Normalfall wird ein Merkmal durch viele unterschiedliche Gene beeinflusst. Und jedes Gen ist seinerseits für viele verschiedene Merkmale verantwortlich. Wieder ist der Grund, dass Gene die Information für Proteine liefern, und diese Proteine viele verschiedene Aufgaben erfüllen.

Was ich damit sagen will: Die Erwartung, dass es ein Autismus- oder Asperger-Gen geben könnte, ist unrealistisch. Asperger ist ein komplexes Syndrom, das durch sehr viele verschiedene Gene beeinflusst wird. In ihrer Gesamtheit sind sie für die starke Erblichkeit verantwortlich. Jedes einzelne Gen leistet dabei aber nur einen winzigen Beitrag. Erst zusammengenommen bewirken sie die für Asperger typischen Symptome. Die überwiegende Mehrzahl dieser Gene sind dabei ganz normale Genvarianten, die häufig vorkommen und mit keiner Erkrankung assoziiert sind.

Eine Genvariante (man bezeichnet das auch als Allel) ist eine Abweichung der Basensequenz des Gens. Ist die Abweichung groß – wenn zum Beispiel ein Stück des Gens fehlt oder doppelt vorkommt –, hat das oft schwerwiegende Auswirkungen. Dann ist das Protein, das durch dieses Gen kodiert wird, fehlerhaft und kann seine Aufgaben nicht oder nur unzureichend erfüllen. Das ist beispielsweise bei erwähnter Chorea Huntington der Fall. In den meisten Fällen ist die Abweichung aber viel geringer. Am häufigsten sind sogenannte Einzelpunktmutationen. In diesem Fall ist nur eine einzige Base ausgetauscht (an der Stelle eines Adenins steht dann zum Beispiel ein Cytosin). Diese kleinen Abweichungen machen in den allermeisten Fällen nicht krank, sondern sind lediglich die Grundlage individueller Unterschiede. Wir Menschen unterscheiden uns in allen nur erdenklichen Eigenschaften. Und diese Unterschiede fußen auf unterschiedlichen Genvarianten.

Um auf das Asperger-Syndrom zurückzukommen: Neueste Erkenntnisse gehen davon aus, dass es vor allem diese normalen Genvarianten sind, die sich in einem Persönlichkeitsprofil äußern, das in Richtung Asperger tendiert.[7, 8] Interessanterweise sind diese Genvarianten, die mit dem Asperger-Syndrom einhergehen, auch mit höherer Intelligenz verknüpft, man spricht von einer sogenannten »genetischen Korrelation«.[9, 10] Kommen dann noch Risikogenvarianten oder zusätzliche, neu auftretende Varianten (sogenannte *De-novo*-Mutationen) hinzu, kann das Gesamtbild des Asperger-Syndroms entstehen. Allerdings spielen dabei auch noch Umweltfaktoren (Seite 24) eine Rolle.

Das Alter des Vaters

Wer sich mit den Erkrankungsrisiken eines Kindes aufgrund des fortgeschrittenen Alters der Eltern beschäftigt, richtet den Fokus fast immer auf die Mutter. Denn es ist allgemein bekannt, dass vor allem das Down-Syndrom-Risiko des Kindes mit dem Alter der Mutter ansteigt. Im Normalfall ist jedes Chromosom (die Gesamtheit der Gene ist in 23 verschiedene Chromosomen verpackt) jeweils doppelt vorhanden: ein Chromosomensatz stammt von der Mutter, einer stammt vom Vater. Im Fall des Down-Syndroms ist bei der Aufteilung der Chromosomen ein Fehler passiert und das Chromosom 21 ist dreifach vorhanden (daher auch der Name »Trisomie 21«), mit den entsprechenden Folgen für das Kind.

Neuere Erkenntnisse zeigen jedoch, dass, abgesehen von der Fehlverteilung der Chromosomen, die mit zunehmendem Alter der Mutter häufiger wird, vor allem das fortgeschrittene Alter des Vaters einen Risikofaktor für das Kind darstellt.[11] Das liegt unter anderem an den oben erwähnten *De-novo*-Mutationen. Denn es gibt einen entscheidenden Unterschied zwischen Frauen und Männern: Männer produzieren Spermien Zeit ihres Lebens, Frauen werden dagegen bereits mit ihrem gesamten Vorrat an Eizellen geboren. Die Konsequenz aus diesem Unterschied: Die Eizellen einer Frau teilen sich nicht weiter, die Spermien eines Mannes dagegen schon. Je älter der Mann ist, desto mehr Zellteilungen haben die Spermien hinter sich. Doch vor jeder Zellteilung muss die DNS verdoppelt werden. Dabei können Fehler passieren – die besagten *De-novo*-Mutationen. Spermien älterer Männer haben daher nicht nur mehr Zellteilungen hinter sich als Spermien jüngerer Männer, es haben sich auch mehr Mutationen angehäuft.

Tatsächlich haben Kinder älterer Väter ein deutlich erhöhtes Risiko, vom Autismus-Spektrum betroffen zu sein.[12] Die erhöhte Mutationsrate der Spermien ist dabei ein wesentlicher Grund. Es gibt daneben aber noch andere Ursachen.[13] So könnte ihre eigene Persönlichkeit dazu beitragen, dass Väter bei der Geburt ihrer Kinder älter sind. Etwa, wenn die Väter selbst autistische Tendenzen aufweisen. Ihre Kinder haben dann auch aus diesem Grund eine erhöhte Chance, im autistischen Spektrum zu landen. Ein weiterer Grund liegt darin, dass mit dem Alter der Väter nicht nur die Zahl der Mutationen in den Spermien ansteigt, sondern auch jene der Epimutationen.

Epigenetische Ursachen

Was sind Epimutationen? Wieder ist ein kurzer Exkurs nötig. Diesmal geht es um die Epigenetik. Jede Zelle des Körpers enthält die gleiche DNS, das heißt, in jeder Zelle ist die Gesamtheit aller Gene vorhanden (interessanterweise machen die Gene dabei nur einen Bruchteil der gesamten DNS aus). Da die Körperzellen aber sehr unterschiedliche Aufgaben erfüllen – so hat zum Beispiel eine Gehirnzelle völlig andere Funktionen als eine Muskelzelle – werden in unterschiedlichen Zelltypen unterschiedliche Gene abgelesen. Diese werden dann in die entsprechenden Proteine übersetzt, um ihre zelltypischen Aufgaben zu erfüllen.

Woher aber weiß die Zelle, dass sie Gen A ablesen muss, um Protein A zu produzieren und nicht etwa Gen B? Hier kommt die Epigenetik ins Spiel. Die Epigenetik liefert die Information darüber, welche Gene abgelesen, das heißt, in Proteine übersetzt werden. Das geschieht mithilfe von kleinen Molekülen, die an die DNS oder das Proteingerüst, um das die DNS in der Zelle aufgewickelt vorliegt, angehängt werden. Man kann sich die DNS am besten als eine Art Buch vorstellen und die Moleküle als Lesezeichen. Obwohl jede Zelle im Körper das gleiche Buch enthält, werden in unterschiedlichen Zelltypen unterschiedliche Kapitel gelesen. Diese Kapitel sind durch Lesezeichen gekennzeichnet, die sogenannten epigenetischen Markierungen. Am bekanntesten ist die sogenannte DNS-Methylierung. Dabei wird eine Methylgruppe (CH_3) an die DNS angehängt, das betroffene Gen kann nicht (oder weniger gut) abgelesen werden und das betreffende Protein wird nicht gebildet (es gibt aber auch epigenetische Markierungen, die bewirken, dass ein Gen leichter abgelesen werden kann).

Auch bei den epigenetischen Markierungen gibt es individuelle Unterschiede. Diese epigenetischen Unterschiede können zum Beispiel erklären, warum sich eineiige Zwillinge nicht in allen Aspekten gleichen (eineiige Zwillinge entwickeln sich aus derselben befruchteten Eizelle, sie besitzen daher die gleiche DNS; zweieiige Zwillinge entstehen dagegen aus zwei verschiedenen befruchteten Eizellen). Unterschiede eineiiger Zwillinge findet man auch in Bezug auf das Autismus-Spektrum[14]: Im Mittel sind zwar ca. 75–90 % aller eineiigen Zwil-

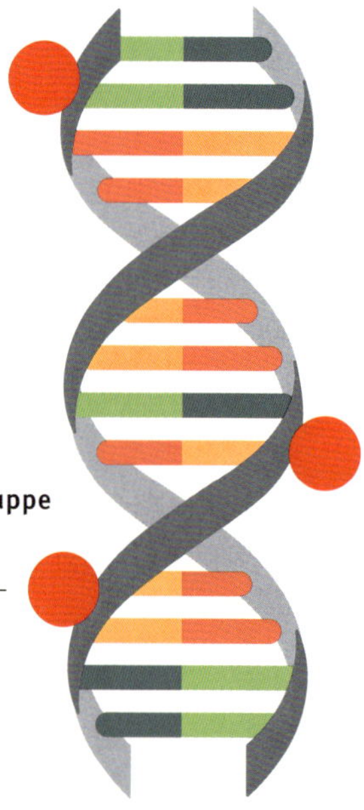

Methylgruppen können verhindern, dass ein Gen abgelesen wird.

linge entweder autistisch oder nicht. In den restlichen 10–25 % der Fälle ist aber nur einer der Zwillinge im autistischen Spektrum, der andere dagegen nicht oder zumindest wesentlich weniger stark betroffen, obwohl beide die gleiche DNS besitzen.

Epigenetische Unterschiede entstehen, weil zusätzlich zur DNS auch die epigenetischen Markierungen nach der Zellteilung an die Tochterzellen weitergegeben werden. Dabei können jedoch Fehler passieren, es entstehen Epimutationen. Epimutationen sind umso häufiger, je öfter sich eine Zelle geteilt hat. Die Zahl der Epimutationen nimmt daher mit dem Alter zu. Und das ist der Grund, warum die Spermienzellen älterer Väter nicht nur mehr Mutationen aufweisen, sondern auch vermehrt Epimutationen.

Doch es gibt noch einen weiteren Grund für epigenetische Verschiedenheit. Epigenetische Markierungen können durch Umweltfaktoren beeinflusst werden. Das ist ein spannender Punkt. Denn über den Weg der Epigenetik kann die Umwelt Einfluss darauf nehmen, welche Gene abgelesen werden. Die Epigenetik bildet so gewissermaßen eine Brücke zwischen Umwelt und Genen. Eine Brücke, die auch eine mögliche Erklärung bieten kann, warum verschiedene Risikofaktoren das Autismus-Risiko erhöhen.

Risikofaktoren

Es gibt Hinweise, dass etwa eine erhöhte Schwermetallbelastung das Autismus-Risiko eines Kindes steigern kann.[15] Das Risiko steigt auch an, wenn eine schwangere Frau bestimmte Medikamente zu sich nimmt. Hier steht ein Epilepsiemedikament, die Valproinsäure, besonders unter Verdacht. Einer groß angelegten Studie zufolge ist das Risiko eines Kindes, im Autismus-Spektrum zu sein, um das Drei- bis Fünffache höher, wenn die Mutter während der Schwangerschaft Valproinsäure eingenommen hat.[16]

Auch Probleme während der Schwangerschaft und Geburt stehen im Verdacht, das Risiko zu erhöhen, dass ein Kind vom autistischen Spektrum betroffen ist.[17] Zu diesen Problemen zählen unter anderem Schwangerschaftsdiabetes oder Blutungen während der Schwangerschaft. Ein erhöhtes Autismus-Risiko zeigt sich auch, wenn die Mutter während der Schwangerschaft an Viruserkrankungen wie zum Beispiel Röteln oder dem Cytomegalovirus erkrankt.[18, 19] Komplikationen während der Geburt werden ebenfalls mit einem höheren Autismus-Risiko in Verbindung gebracht. Dabei ist allerding zu bedenken, dass die Geburtskomplikationen für das erhöhte Risiko oft nicht verantwortlich sind, sondern die betroffenen Kinder vielmehr anfälliger für Geburtskomplikationen zu sein scheinen.

In Summe ist es meist ein komplexes Zusammenspiel aus genetischen und epigenetischen Ursachen, Risikofaktoren und Komplikationen während der Schwangerschaft und Geburt, die sich zudem gegenseitig beeinflussen können, was schließlich dazu führt, dass ein Kind vom Autismus-Spektrum betroffen ist.

Physiologie

Was aber passiert im Gehirn eines Kindes, wenn es tatsächlich im Autismus-Spektrum ist? Es gibt unzählige Hypothesen, warum das Gehirn bei autistischen Menschen anders funktioniert als bei nicht autistischen Menschen. Besonders drei psychologische Theorien (Seite 29) waren dabei einflussreich. Es gibt mittlerweile jedoch zahlreiche aktuellere Hypothesen und Erkenntnisse. Dazu zählen unter anderem Theorien zum Belohnungssystem, zu einem Missverhältnis von Erregung und Hemmung sowie zur Verdrahtung des Gehirns.

Belohnungsmechanismen

Diese Theorie geht davon aus, dass das Belohnungssystem im Gehirn autistischer Kinder durch andere Reize aktiviert wird als im Gehirn nicht autistischer Kinder.[20,21]

Soziales Verständnis ist uns Menschen nicht angeboren. Wir müssen es erst erlernen. Das geschieht jedoch nicht durch gezieltes Lernen, wie beispielsweise in der Schule, sondern ganz nebenbei durch ständiges Beobachten und Imitieren des vorgelebten Sozialverhaltens. Bereits als Säugling ist unsere Aufmerksamkeit auf das soziale Gegenüber, vor allem das Gesicht, gerichtet. So lernen wir von allerfrühester Kindheit an, die sozialen Signale richtig zu deuten und die sozialen Regeln intuitiv richtig anzuwenden. Grundvoraussetzung für diese Art des sozialen Lernens ist, dass wir unsere Aufmerksamkeit vom ersten Lebenstag an auf soziale Reize richten. Ein Kind, das sich statt auf die Mutter oder ein anderes Kind nur auf sein Spielzeug konzentriert, nimmt die sozialen Signale mit all den

Zwischentönen nicht wahr und kann daraus auch nicht lernen. Genau das ist gemäß dieser Theorie das Hauptproblem bei Kindern im Autismus-Spektrum.

Warum aber lenken nicht autistische Kinder ihre Aufmerksamkeit auf andere Menschen? Ganz einfach, es fühlt sich gut an. Das Belohnungssystem im Gehirn wird durch die sozialen Reize aktiviert, es sendet Glücksgefühle aus. Das ist vergleichbar mit der Lust auf Schokolade: Wir essen so gerne Schokolade, weil dadurch ebenfalls unser Belohnungssystem aktiviert wird. Und bei Kindern im Autismus-Spektrum? Sie haben ebenfalls ein funktionierendes Belohnungssystem im Gehirn. Hier liegt nicht das Problem. Die Schwierigkeit besteht darin, dass das Belohnungssystem nicht oder zu wenig durch soziale Reize aktiviert wird. Es sind vielmehr andere Reize, die bewirken, dass das Belohnungssystem aktiv wird, und das entsprechende angenehme Glücksgefühl produziert. Diese Reize sind zum Beispiel das Spielen für sich allein, oder die Beschäftigung mit Dingen oder Themen, die das Kind faszinieren. Das aktivierte Belohnungssystem kann schließlich bewirken, dass sich daraus die persönlichen Spezialinteressen entwickeln.

Das wiederum bleibt nicht ohne Folgen. Durch die Hinwendung zu den eigenen Interessen, weg von sozialen Reizen, verpasst ein Kind im Autismus-Spektrum zahllose Gelegenheiten, nach und nach ein intuitives Gefühl für das soziale Miteinander zu entwickeln. Es biegt bereits in allerfrühester Kindheit von jenem Weg ab, der durch einen sich selbst verstärkenden Mechanismus aus sozialer Motivation und Übung schließlich in jenem sozialen Geschick gipfelt, das nicht autistische Menschen auszeichnet. Der Weg des autistischen Kindes führt in eine völlig andere Richtung. Durch die mangelnde soziale Übung als Folge der fehlenden Motivation entfernt sich sein Weg immer weiter weg von sozialen Erfahrungen und sozialem Verständnis. So wird der soziale Umgang nur noch schwieriger und noch weniger belohnend. Daher ist auch eine frühzeitige Diagnose so wichtig. Nur so kann verhindert werden, dass das Kind einen Weg einschlägt, aus dem es kaum noch ein Zurück gibt.

Vielleicht liegt in einem Belohnungssystem, das nicht auf soziale Signale, dafür aber stark auf andere Reize reagiert, auch die Antwort auf die noch immer ungeklärte Frage, warum Autismus zwei so unterschiedliche Teilbereiche verbindet, die an sich nichts miteinander zu tun haben: soziale Schwierigkeiten sowie repetitives Verhalten und eingeschränkte Interessen.

Verhältnis von Hemmung zu Erregung

Eine andere Theorie sieht die Ursache für das Autismus-Spektrum in einem Missverhältnis zwischen Erregungsleitung und deren Hemmung im Gehirn.[22] Umweltreize werden dadurch als zu intensiv wahrgenommen (siehe auch »Intense World Theory« Seite 28).

Das Gehirn ist aus einer Unzahl an Nervenzellen aufgebaut, die untereinander in Kontakt stehen. Hirnzellen kommunizieren miteinander über diese Kontaktstellen, die sogenannten Synapsen. Dabei gibt es zwei Möglichkeiten der Kommunikation: die Erregung der einen Hirnzelle veranlasst ebenfalls eine Erregung der anderen Hirnzelle, oder aber sie unterdrückt, dass die andere Hirnzelle erregt werden kann. Um funktionieren zu können, braucht das Gehirn immer beides – die Erregung und, genauso wichtig, ihre Hemmung. Ein epileptischer Anfall ist ein Beispiel dafür, was passiert, wenn die Balance aus Erregung und Hemmung gestört ist, und es zu einer Übererregung des Gehirns kommt.

Es gibt Hinweise, dass ein ähnliches Missverhältnis zwischen Erregung und Hemmung auch dem autistischen Spektrum zugrunde liegen könnte. Eine zu starke Erregung könnte insbesondere Symptome wie die sensorische und emotionale Überempfindlichkeit erklären. Eine Annahme ist, dass vor allem die Hemmung nicht ausreichend funktioniert. Für die Hemmung im Gehirn ist ein bestimmter Botenstoff verantwortlich: GABA (Gamma-Aminobuttersäure oder auch γ-Aminobuttersäure). Interessanterweise beginnt die hemmende

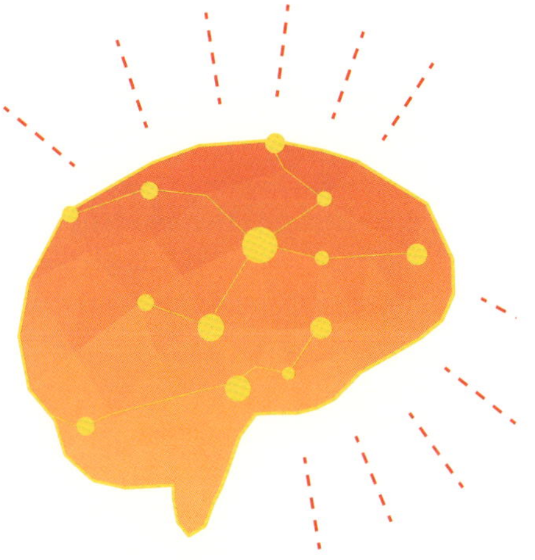

Erregung im Gehirn

Wirkung von GABA erst mit der Geburt, davor hat GABA einen erregenden Effekt. Dazu gibt es eine weitere Theorie:[23] Die zu geringe Hemmung im autistischen Gehirn könnte dadurch zustande kommen, dass dieser Wechsel von erregender zu hemmender GABA-Wirkung bei Autisten verzögert ist.

Hierbei scheint ein Hormon beteiligt zu sein, dem ebenfalls ein möglicher Einfluss auf das Autismus-Spektrum nachgesagt wird: das sogenannte Kuschelhormon Oxytocin. Da Oxytocin für seine Rolle im Sozialverhalten bekannt ist, gab bzw. gibt es die Hoffnung, dass eine Oxytocin-Behandlung autistische Symptome lindern könnte. Die Ergebnisse sind bisher jedoch nicht überzeugend.[24]

Organisation des Gehirns

Eines scheint gewiss: Das autistische Gehirn ist etwas anders verdrahtet als das Gehirn nicht autistischer Menschen. Wie genau diese andere Organisation aussieht, ist allerdings nicht so klar. Zwei Aspekte stehen jedoch im Zentrum der Hypothesen: die Verbindungen innerhalb und zwischen Gehirnarealen und eine kleine Struktur im Inneren des Gehirns, die sogenannten Mandelkerne (Amygdala).

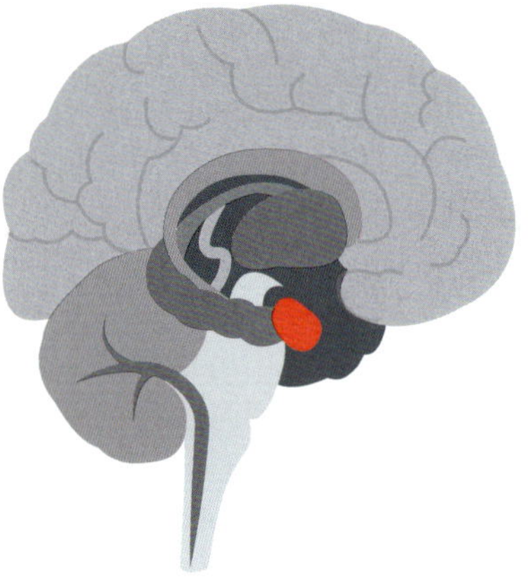

Die Amygdala ist unter anderem für emotionale Bewertungen verantwortlich.

Studien haben gezeigt, dass die Organisation des Gehirns bei Menschen im Autismus-Spektrum vom üblichen Muster abweicht:[25] So sind Verbindungen innerhalb einzelner Hirnareale besonders stark ausgebildet, weiter entfernte Hirnregionen sind dafür weniger gut verbunden. Man spricht von einer atypischen Konnektivität. Das könnte etwa die hohe sensorische Empfindlichkeit erklären, ebenso wie die besondere Neigung und Fähigkeit zur Detailwahrnehmung.

Die Mandelkerne (Amygdala) sind an der emotionalen Bewertung verschiedener Situationen beteiligt, vor allem an der Entstehung von Angst. Sie liefern eher eine Erklärung für die sozialen Schwierigkeiten, die gemäß der sogenannten »Amygdala-Theorie« die Folge einer Fehlfunktion der Amygdala und Strukturen des »sozialen« Gehirns sind.[26] Die »Intense World Theory« geht dagegen von einer überaktiven Amygdala aus.[27] Dadurch werden soziale Situationen als unangenehm wahrgenommen. Das gilt auch für den Blickkontakt, den viele Menschen im Autismus-Spektrum meiden. Die »Intense World Theory« stellt dabei einen Paradigmenwechsel dar, da sie nicht, wie bisher, davon ausgeht, Autisten hätten kaum Gefühle und würden sich zurückziehen, weil sie an Sozialkontakten wenig interessiert sind. Im Gegenteil, die Theorie postuliert, dass autistische Menschen die Welt aufgrund neuronaler

Überreizung als zu intensiv wahrnehmen und aufgrund der überaktiven Amygdala Stress und Angst zu intensiv empfinden, und daher oft mit Rückzug reagieren. Auch wenn die Theorie in der Fachwelt nicht unumstritten ist, findet sie unter Asperger-Betroffenen viel Zustimmung.

Spiegelneuronen
Eine vormals sehr populäre Theorie, um die es mittlerweile recht ruhig geworden ist, ist die Theorie der Spiegelneuronen. Spiegelneuronen sind Nervenzellen, die nicht nur in der Person aktiviert werden, die eine Handlung ausführt, sondern auch in jener Person, die diese Person dabei beobachtet. Man nahm lange an, dass dieses System der Spiegelneuronen bei Menschen im Autismus-Spektrum nicht richtig funktioniert. Bis heute konnten allerdings keine belastbaren Hinweise für solch eine Fehlfunktion der Spiegelneuronen bei autistischen Menschen gefunden werden.[28]

Psychologische Autismus-Theorien

Zuletzt noch jene drei, bereits etwas in die Jahre gekommenen, psychologischen Theorien, die die Autismus-Forschung stark geprägt haben.

Die »Theory of Mind« des bekannten Autismus-Forschers Simon Baron Cohen (übrigens der Cousin von »Borat« Sacha Baron Cohen) aus dem Jahr 1985 sieht die Autismus-Ursachen in der mangelnden Fähigkeit, die Gedanken, Gefühle und Absichten anderer Menschen zu erkennen und sich in deren Lage zu versetzen. Baron Cohen hat diesen Ansatz später zur »Empathising-systemising Theory of Autism« bzw. »Male Brain Theory of Autism« erweitert. Diese Theorie geht davon aus, dass das weibliche Gehirn stärker auf »empathising« gepolt ist, also auf den Drang und die intuitive Fähigkeit, sich in andere Menschen hineinzuversetzen, mit ihnen mitzufühlen und sie zu verstehen. Das männliche Gehirn ist dagegen eher auf »systemising« ausgelegt, die Fähigkeit und Motivation, Systeme zu verstehen und zu analysieren. Autisten haben der Theorie zufolge ein »extrem männliches Gehirn«, gekennzeichnet durch sehr geringe Empathie-Fähigkeit und ein besonderes Talent, zu systematisieren.

Nach der Theorie der »zentralen Kohärenz«, in den 1980er-Jahren von Uta Firth entwickelt, zeichnet sich der kognitive Stil autistischer Menschen vor allem durch eine detailorientierte Wahrnehmung aus. Die Fähigkeit, die Detailinformationen in einen Gesamtkontext zu integrieren, ist der Theorie zufolge jedoch nur schwach ausgeprägt (schwache zentrale Kohärenz), sodass das große Ganze oft übersehen wird. Betroffene würden sozusagen vor lauter Bäumen den Wald nicht sehen.

Die Theorie der »exekutiven Dysfunktion« schließlich, in den 1990er-Jahren aufgestellt, sieht die Beeinträchtigung der exekutiven Funktionen als das Kernproblem des Autismus an. Unter den exekutiven Funktionen versteht man jene Fähigkeiten, die es uns ermöglichen, Handlungen so zu steuern, dass wir unsere Ziele erreichen. Dazu zählen unter anderem die Fähigkeit zu Planung, Aufmerksamkeit, Flexibilität und Impulskontrolle.

So einflussreich diese Theorien auch waren, die Ursachen des Autismus-Spektrums können sie jeweils nur zu einem Teil erklären.

Generell gilt, dass wir trotz intensiver Forschung und unzähliger Hypothesen, von denen hier nur wenige erwähnt werden konnten, nach wie vor weit davon entfernt sind, zu verstehen, was Autismus ist und wie er entsteht.

Kapitel 3: Schluss mit Vorurteilen – Fakten und Fiktion

Das Asperger-Syndrom erfährt in der öffentlichen Wahrnehmung eine relativ hohe Aufmerksamkeit. Die einzigartige Verbindung aus Begabung und Behinderung macht dieses Syndrom interessant und ist faszinierend.

Auch die Darstellung in Film und Fernsehen nährt sich aus diesem Spannungsfeld. Sie schwankt irgendwo zwischen Genie und asozialem Sonderling und beeinflusst damit auch das vorherrschende Klischee. Das zeigt sich schon allein darin, dass Frauen und Mädchen mit Asperger-Syndrom im allgemeinen Bewusstsein ebenso wie in Film und TV kaum vorkommen. Doch auch wenn das Asperger-Syndrom häufiger bei Männern und Jungen diagnostiziert wird, Mädchen und Frauen sind ebenso davon betroffen.

Gängige Vorurteile

Welche Vorurteile prägen das vorherrschende Bild zum Asperger-Syndrom? Wie kommt es zu diesen Vorurteilen? Was daran ist reines Klischee, und steckt auch ein Körnchen Wahrheit dahinter?

Fest steht, dass die Klischees und Stereotypen in der Regel negativ behaftet sind. Das schadet nicht nur dem allgemeinen Ansehen Asperger-Betroffener, es ist vor allem dann problematisch, wenn die Vorurteile von Betroffenen selbst unkritisch übernommen werden.

»Asperger sind empathielos.«

Eines der häufigsten Vorurteile, mit denen Asperger konfrontiert sind, ist die Ansicht, Autisten seien empathielos. Es würde ihnen an Einfühlungsvermögen mangeln, sie stünden dem Leid anderer Menschen gleichgültig und gefühllos gegenüber. Woher kommt diese Annahme und was hat es wirklich damit auf sich?

Um das zu klären, ist zunächst eine Abklärung nötig, was man unter Empathie konkret versteht. Von Empathie spricht man, wenn jemand die Gefühlslage einer anderen Person erkennt und diese nachempfindet. Empathie besteht also aus zwei unterschiedlichen Komponenten. Einerseits der Fähigkeit, die Gefühle einer anderen Person richtig einzuschätzen. Das ist ein rein kognitiver Prozess, man bezeichnet diesen Teil der Empathie daher als kognitive Empathie. Ebenso wichtig ist andererseits aber auch die Fähigkeit, diese Gefühle selbst nachzuempfinden. Dieses Mitfühlen wird als affektive Empathie bezeichnet.

Die Wurzel des Vorurteils, Menschen mit Asperger hätten keine Empathie, liegt nun darin, dass das Asperger-Syndrom tatsächlich mit einer eingeschränkten Fähigkeit zu kognitiver Empathie einhergeht. Asperger-Betroffenen fällt es schwer, die Perspektive anderer einzunehmen. Sie haben zudem oft Schwierigkeiten, die nonverbalen Signale richtig zu deuten. Das bedeutet, dass Asperger Probleme damit haben, zu erkennen, dass sich eine andere Person schlecht fühlt. Die affektive Empathie, die Fähigkeit, Mitgefühl zu empfinden, ist dagegen intakt.[29] Sobald Asperger-Betroffenen explizit erklärt wird, was in einer Person vorgeht, bringen sie nicht weniger Mitgefühl auf als andere. Im Gegenteil, das Mitgefühl kann so stark sein, dass manche Betroffenen geradezu darunter leiden. Auch wenn Tiere leiden oder über menschliches Leid und Katastrophen berichtet wird, empfinden Menschen mit Asperger oft großes Mitleid. Sie sind in gewisser Weise das Gegenteil von Psychopathen, die über intakte oder sogar herausragende kognitive Empathie verfügen, dabei aber kein Mitgefühl empfinden.

Der Anschein, Menschen mit Asperger seien gefühllos, liegt also in erster Linie an deren Schwierigkeit, den Gefühlszustand anderer zu erfassen und sich in deren Lage zu versetzen. Es gibt aber noch einen weiteren Grund für diesen Eindruck. Asperger zeigen ihr Mitgefühl oft auf eine unerwartete, ungewöhnliche Art und Weise. Sie überlegen eher, wie man die Situation verbessern könnte, wie man das Problem lösen könnte, anstatt ihr Mitgefühl durch Worte und Gesten zu zeigen und ganz einfach nur Trost zu spenden. Vielfach ist aber Trost genau jene Reaktion, die nicht nur erwartet, sondern auch gewünscht wird. Der eher analytische Zugang von Asperger-Betroffenen, Mitgefühl zu zeigen, wird dann fälschlicherweise als kühl und unempathisch empfunden.

Asperger benötigen zwar oft mehr Information, um die Gefühlslage einer anderen Person zu verstehen und sie drücken ihr Mitgefühl anders aus als erwartet. Sie empfinden aber nicht weniger Mitgefühl und verhalten sich mindestens genauso moralisch wie andere Menschen auch (siehe »Die positiven Seiten« Seite 44).

»Asperger haben keine Gefühle.«

Wie steht es generell mit Gefühlen? Ein weiteres Vorurteil über das Asperger-Syndrom beklagt einen Mangel an Gefühlen. Asperger seien nicht nur unempathisch, sie wären grundsätzlich gefühlsarm und hätten keine Emotionen. Dieses Klischee ist insofern interessant, als dass gerade emotionale Ausbrüche ein Symptom des Asperger-Syndroms sein können.

Wie lässt sich dieser Widerspruch erklären? Menschen mit Asperger empfinden Emotionen und Gefühle – zum Teil sogar sehr intensiv. So schildert die Mutter eines Mädchens mit Asperger deren Gefühle als entweder neutral oder extrem, ohne Graustufen.[30] Die Art der Gefühle, die einzelne Ereignisse auslösen, kann sich dabei von jener nicht autistischer Menschen unterscheiden. Asperger-Kinder finden zum Beispiel manche Situationen peinlich, die anderen Kindern überhaupt nicht peinlich sind. Oder ein relativ banales Ereignis löst Wut aus.

Asperger-Betroffene tragen ihre Gefühle allerdings meist weniger stark nach außen. Wenn sie über ihre Gefühle sprechen, sind sie dabei eher zurückhaltend oder intellektualisieren ihre Emotionen.

Auch die emotionale Gegenseitigkeit funktioniert nicht gut. So zeigen Asperger oft wenig Verständnis für übermäßige Emotionalität anderer, oder aber sie wissen nicht, wie sie darauf reagieren sollen.

» *Ich hatte keine Ahnung wie ich reagieren sollte, wenn jemand traurig war.* «[31]

Betroffene auf YouTube

Menschen mit Asperger haben zudem Schwierigkeiten damit, ihre Gefühle auszudrücken. Die Gefühle, die sie zeigen, entsprechen dabei nicht notwendigerweise der zugrunde liegenden Emotion. So wird etwa Traurigkeit häufig als Wut ausgedrückt. Auch positive Emotionen zu zeigen, kann schwierig sein.

» *Menschen halten mich für furchterregend, obwohl ich in Wirklichkeit glücklich bin. Ich habe es meinem Gesicht nur nicht mitgeteilt.* «[32]

Hannah Gadsby
(autistische Komödiantin)

Manche Asperger haben zudem Probleme, ihre eigenen Emotionen richtig zu deuten. Man bezeichnet das als Gefühlsblindheit. Die Betroffenen spüren dann zwar eine Empfindung, sie können aber nicht benennen, ob es sich dabei zum Beispiel um Ärger oder Angst handelt.

Asperger-Betroffenen fällt außerdem wenig überraschend schwer, was nicht autistische Kinder bereits früh lernen: Gefühle zu ihrem sozialen Vorteil zu nutzen. Das liegt nicht nur, aber auch, daran, dass autistische Menschen oft Schwierigkeiten haben, die Gefühle anderer am Gesichtsausruck, der Körpersprache oder der Stimmlage zu erkennen und es ihnen schwerfällt, die Wirkung der eigenen Handlungen auf die Gefühle anderer richtig einzuschätzen und die emotionalen Reaktionen des Gegenübers richtig zu deuten.

Gefühlskontrolle

Was vielen Aspergern ebenfalls Probleme bereitet, ist der Versuch, die eigenen Emotionen zu kontrollieren.[33] Das gilt besonders für negative Gefühle wie Ärger, Wut und Angst. Was versteht man unter Gefühlskontrolle? Es ist die Fähigkeit, die emotionale Reaktion auf einen Anlass zu steuern oder so zu verändern, wie es für die Betroffenen in der jeweiligen Situation am vorteilhaftesten ist. Dazu gibt es konstruktive Möglichkeiten. Wenn man zum Beispiel aus irgendeinem Grund Ärger empfindet, kann man überlegen, ob der Ärger überhaupt angemessen ist. Oft ist der Anlass für den Ärger ja nur halb so schlimm. Man kann aber auch versuchen, die Situation, die den Ärger hervorgerufen hat, zu verändern, sodass sie weniger ärgerlich ist.

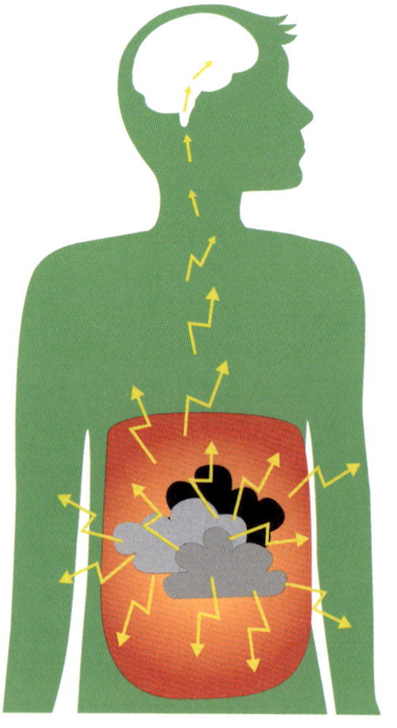

Die Gefühlskontrolle fällt oftmals schwer.

Diese Art der Emotionssteuerung fällt Asperger-Betroffenen allerdings in der Regel sehr schwer. Asperger kontrollieren ihre Emotionen eher auf eine schädliche Art, zum Beispiel, indem sie ihre negativen Gefühle unterdrücken. Auf diese Weise verschwinden die Gefühle jedoch nicht und auf die Dauer kann diese Art der Gefühlsunterdrückung zu Isolation oder Depression führen. Autistische Menschen erleben negative Gefühle zudem häufig in einer dem Anlass unangemessenen Intensität. Dann funktioniert die Emotionskontrolle oft gar nicht mehr, und die Gefühle entladen sich in einem plötzlichen Wutausbruch – mit allen entsprechenden negativen Konsequenzen. Oder aber die Betroffenen reagieren, indem sie völlig abschalten oder ohne jede Erklärung einfach weggehen.

Asperger haben also durchaus Gefühle. Sie zeigen diese Gefühle nur anders und haben vielfach Probleme, ihre Emotionen der Situation entsprechend zu steuern und zu kontrollieren.

»Asperger haben keine Freunde.«

Haben Menschen mit Asperger wirklich keine Freunde? Und wenn ja, warum nicht? Schwierigkeiten im sozialen Umgang und Probleme, Freundschaften zu schließen und aufrechtzuerhalten, zählen zu den Diagnosekriterien des Asperger-Syndroms. Das Vorurteil, Asperger hätten keine Freunde, ist daher nicht ganz substanzlos. Was dabei übersehen wird: Die meisten Asperger-Betroffenen wünschen sich Freunde, sie wissen oft nur nicht, wie sie es anstellen sollen. Tatsächliche leiden die meisten Asperger unter Einsamkeit, wenn sie keine Freunde oder Beziehungen haben. Haben sie jedoch aufrichtige Freunde gefunden, sind sie ihnen in der Regel zuverlässige und treue Freunde, die sich sehr um den Erhalt der Freundschaft bemühen. Da Sozialkontakte aber immer auch als anstrengend erlebt werden, stehen sie selbst mit engen Freunden meist weniger häufig in Kontakt als üblich.

Was ihnen eher fremd ist, ist das Bedürfnis nach vielen unterschiedlichen Sozialkontakten oder der Wunsch, ständig neue Leute kennenzulernen. Auch Spontanbesuchen oder Gruppenaktivitäten können sie meist wenig abgewinnen. Dieses »Wir-Gefühl« stellt sich bei Asperger-Betroffenen einfach nicht ein. Stattdessen benötigen Menschen mit Asperger Zeit für sich allein, besonders dann, wenn sie nach anstrengenden sozialen Kontakten wieder »auftanken« müssen, oder wie es eine Betroffene ausgedrückt hat: »*I am all peopled out.*«[34]

Auch wenn es nicht allen Aspergern gelingt, Freunde zu finden, brauchen sie ein paar echte, aufrichtige Freunde und Beziehungen, so wie andere Menschen auch. Was sie aber nicht können, ist ständig unter Menschen zu sein und viele unterschiedliche Sozialkontakte zu pflegen.

»Alle Asperger sind Mathematikgenies.«

Ein Vorurteil, das vor allem dem Bild geschuldet ist, das die Medien vom Asperger-Syndrom zeichnen, ist die Annahme, alle Asperger seien mathematisch hochbegabt. Das ist nicht richtig. Auch wenn es Asperger gibt, die mathematisch außergewöhnlich begabt sind, die Mehrheit verfügt nur über durchschnittliche, zum Teil auch unterdurchschnittliche mathematsche Fähigkeiten.

Was jedoch vielen Menschen mit Asperger gemein ist, ist ein eher analytischer, objektiver Denkstil und der Wunsch,

Muster und Gesetzmäßigkeiten zu verstehen. Auch die für Asperger typischen Spezialinteressen liegen häufig auf technischen, naturwissenschaftlichen und auch mathematischen Gebieten. Sie können aber auch in völlig anderen Bereichen liegen, von den Geistes- und Sozialwissenschaften, künstlerischen Themen bis hin zu Trivialem.

Nicht zu verwechseln sind diese Spezialinteressen mit jenen Inselbegabungen, die seit dem Film »Rain Man« fälschlicherweise als Autismus-Kennzeichen gelten. Solche extremen Begabungen auf einem abgegrenzten Gebiet, bekannt unter dem Namen »Savant-Syndrom«, sind extrem selten. Man nimmt an, dass es weltweit nur etwa 100 Savants gibt. Die Hälfte dieser Savants ist tatsächlich autistisch, zudem meist geistig behindert. Doch schon die geringe Anzahl der Savants macht deutlich, dass Menschen im Autismus-Spektrum im Umkehrschluss so gut wie nie Savants sind.

»Asperger haben keinen Humor.«

Die Annahme, Menschen mit Asperger seien humorlos, ist ebenfalls ein Vorurteil. Allerdings ist eine etwas differenziertere Betrachtung nötig. Asperger wirken zwar oft ernsthaft, das bedeutet aber nicht, dass sie keinen Humor haben. Ihre Art von Humor ist jedoch meist eher eigenwillig und ungewöhnlich. So finden sie oft nicht das Gleiche lustig wie die Allgemeinheit. Oder es fallen ihnen Dinge auf, die andere gar nicht bemerken. Dann können sie aber mitunter sehr witzige Bemerkungen machen. Allerdings geht es ihnen dabei meist in erster Linie um den Witz an sich und weniger darum, das Lachen darüber mit anderen zu teilen.

Womit viele autistische Menschen aber tatsächlich Probleme haben, ist das Erkennen von Ironie. Besonders in der Kindheit nehmen Asperger-Betroffene Sprache oft allzu wörtlich. Scherze, Ironie und Sarkasmus gehen dann an ihnen vorüber. Und selbst erwachsenen Aspergern fällt es manchmal schwer, zu erkennen, ob etwas ernst gemeint ist, oder nicht.

Resümee

Auch wenn manche dieser Vorurteile einen wahren Kern haben, was sie eint, ist ihr klischeehafter Charakter, der einer differenzierten Betrachtung nicht gerecht wird und zudem jegliche individuellen Unterschiede ignoriert. Doch Menschen mit Asperger sind vor allem eines: Individuen. Selbst wenn hinter manchen der Klischees ein Körnchen Wahrheit stecken mag, in ihrer Einseitigkeit, Vereinfachung und Verallgemeinerung sind sie weit von der individuell sehr unterschiedlich erlebten Realität entfernt.

Das Asperger-Syndrom in Film und Fernsehen

Trifft diese Einseitigkeit und Verallgemeinerung auch für die Darstellung des Asperger-Syndroms in Film und Fernsehen zu, oder ist das Bild differenzierter?

Der preisgekrönte Hollywoodfilm »Rain Man« hat vor fast 35 Jahren das Thema Autismus erstmals einer breiten Öffentlichkeit bekannt gemacht. Der Protagonist, der schwer autistische Savant Raymond Babbitt (dargestellt von Dustin Hoffman), hat dabei das Klischee geschaffen, Autismus sei gleichbedeutend mit dem frühkindlichem Kanner-Autismus und gehe mit herausragender Inselbegabung einher. Heute spielt frühkindlicher Autismus im medialen Bild kaum mehr eine Rolle, die mediale Darstellung wird vielmehr vom Asperger-Syndrom (bzw. hochfunktionalen Autismus) dominiert. Die Charaktere verfügen aber nach wie vor meist über herausragende, zum Teil sogar Savant-Fähigkeiten.

Die Darstellung autistischer Charaktere ist zudem stark von Stereotypen geprägt, auch wenn sich diese von der Zeit von »Rain Man« bis heute sehr verändert haben. Heute ist der typische autistische Protagonist ein männlicher, hochintelligenter Nerd mit besonderer Begabung auf technisch/naturwissenschaftlichem Gebiet, der auf sozialer Ebene unfähig und ignorant ist. Zwar gibt es auch einige weibliche Charaktere, die bekanntesten Figuren entsprechen jedoch ebenfalls weitgehend dem Bild des begabten, sozial inkompetenten Nerds. Der Gesamteindruck ist daher in hohem Ausmaß von diesem Klischee geprägt. Eine differenzierte Darstellung, die den individuellen Unterschieden und der Breite des autistischen Spektrums gerecht wird, ist kaum zu finden.

So positiv es auch ist, die Fähigkeiten autistischer Personen zu zeigen und diese in ein positives Licht zu setzen, so problematisch ist dieser Ansatz, für den der amerikanische Soziologe William Petersen den Begriff »model minority« geprägt hat. Denn der Ansatz impliziert unbewusst, dass es allein die besonderen Fähigkeiten sind, die die autistischen Protagonisten zu wertvollen Mitgliedern der Gesellschaft machen. »The Good Doctor« ist hier das beste Beispiel. Ihm gelingt es nur aufgrund seines Savant-Talents, allen Vorurteilen zum Trotz, erfolgreich zu sein. Autismus mit Erfolg zu assoziieren ist an sich nichts Schlechtes. Doch diese Darstellung weckt eine falsche Erwartungshaltung, an der Menschen mit Asperger ohne Savant-Fähigkeiten nur scheitern können. Und sie ignoriert, dass Autismus am anderen Ende des autistischen Spektrums eine sehr schwere Behinderung darstellt.

Bei aller Kritik sind dennoch viele der folgenden Darstellungen des Themas Asperger in Film und Serien durchaus unterhaltsam und sehenswert.

Atypical
Netflix-Serie, 2017–2021, 4 Staffeln

Eine der derzeit bekanntesten Serien zum Thema Asperger ist »Atypical«. Im Unterschied zu Serien wie »The Good Doctor« verfügt der Held der Geschichte, Sam Gardner, allerdings über keine außergewöhnlichen Fähigkeiten und ist im Grunde ein ganz normaler Teenager, wenn auch mit Asperger-Syndrom. Vier Staffeln folgen Sam auf dem Weg zum Erwachsenwerden, von der High-School bis ins College. Sie zeigen seine Sicht der Dinge, seine Asperger-bedingten Eigenheiten, aber auch, was seine Diagnose für seine Eltern und seine jüngere Schwester bedeuten.

Auch Sam entspricht in gewisser Weise dem männlichen, nerdigen Klischee. Im Vordergrund der Darstellung steht jedoch der Jugendliche, der mit den gleichen Problemen zu kämpfen hat wie seine Altersgenossen auch. Insbesondere mit dem Problem, eine Freundin zu finden. In der ersten Staffel gerät Sams Darstellung zwar teilweise zu stereotypenhaft, das bessert sich aber in den Folgestaffeln.

The Good Doctor
Fernsehserie, seit 2017, bisher 5 Staffeln

»The Good Doctor« ist eine Serie des Machers der Arztserie »Dr. House«. Statt des Misanthropen Dr. House steht der junge autistische Chirurg Dr. Shawn Murphy im Mittelpunkt der Serie. Shawn verfügt über Savant-Fähigkeiten, die ihm ermöglichen, das Innere des Menschen bis ins Detail vor seinem geistigen Auge zu betrachten. Bei Operationen profitieren auch seine Chirurgie-Kollegen von dieser Gabe. Nach anfänglicher Skepsis wissen sie ihn daher immer mehr zu schätzen und sind bereit, seine autistischen Eigenheiten zu tolerieren.

Die Serie bedient zwar den Stereotyp des genialen Autisten. Er wird dabei aber nicht, wie so oft, als kalter Soziopath gezeichnet. Im Gegenteil, Shawn ist ein Sympathieträger, der – dem Serientitel entsprechend –, Gutes im Sinn hat. Im Lauf der Serie lernt er zudem die Liebe kennen und ist seinem Mentor ein treuer Freund. Dabei werden die Probleme, die sein Autismus mit sich bringt, nicht beschönigt.

The Big Bang Theory
Sitcom, 2007–2019, 12 Staffeln

Zu den bekanntesten nerdigen Genies zählt sicherlich der theoretische Physiker Sheldon Cooper aus »The Big Bang Theory«, auch wenn niemals offiziell bestätigt wurde, dass er sich im Autismus-Spektrum befindet. Dennoch sind manche seiner Eigenheiten so typisch für das Asperger-Syndrom, dass er das Bild des hochbegabten, sozial beeinträchtigten autistischen Nerds geprägt hat.

Im Zentrum der Serie stehen zwei sozial unbeholfene Physiker, deren ebenfalls nerdige Freunde und, als Kontrast, die lebenslustige Kellnerin Penny. Sheldon Cooper sticht dabei durch sein sozial unangemessenes Verhalten besonders hervor. Er ist hochbegabt mit einem fotografischen Gedächtnis, arrogant, narzisstisch, kontrollierend, völlig unempathisch und zudem unselbstständig in praktischen Dingen. Die Darstellung seiner Eigenheiten ist dabei zum Teil stark überzeichnet, sie soll ja für Lacher sorgen. Hier geht es allein um Unterhaltung, nicht um eine Auseinandersetzung mit dem Asperger-Syndrom.

Parenthood

Fernsehserie, 2010–2015, 6 Staffeln

»Parenthood« ist eine Familienserie, die sich um den Familienclan der Bravermans dreht, vier erwachsene Geschwister, deren Eltern und deren Familien. Bereits in der zweiten Folge wird bei Max, dem achtjährigen Sohn des ältesten Bruders, das Asperger-Syndrom diagnostiziert. Das Thema Asperger zieht sich dann durch die gesamte Serie: Wie es sich bei Max auswirkt, wie seine Eltern von der Diagnose betroffen sind, und wie sie versuchen, Max zu unterstützen. Mit dem Fotografen Hank Rizzoli wird in der vierten Staffel zudem ein Charakter eingeführt, der durch seine Freundschaft zu Max realisiert, höchstwahrscheinlich selbst vom Asperger-Syndrom betroffen zu sein.

Wieder handelt es sich bei den Asperger-Betroffenen um männliche Protagonisten und es werden auch etliche Klischees bedient. Dennoch ist die Auseinandersetzung mit dem Thema insgesamt gelungen. Der Moment, an dem die Eltern Max erklären, dass er Asperger hat, wird zu den Top-TV-Ereignissen des Jahres 2011 gezählt.

Community

Sitcom, 2009–2015, 6 Staffeln

Abed Nadir ist als sozial unbeholfener Filmstudent Teil einer etwas schrulligen Lerngruppe an einem Community College. Er ist ungeheuer fasziniert von Film und TV und versucht anhand von Filmmotiven, seine Freunde zu verstehen. Trotz seiner mangelnden sozialen Fähigkeiten ist er liebenswert und bei seinen Freunden sehr beliebt.

Auch Abed Nadir ist nicht offiziell autistisch. Er zeigt aber so eindeutige Asperger-Symptome, dass sein Schöpfer Dan Harmon im Zuge des Schreibens der Figur erkannte, selbst vom Asperger-Syndrom betroffen zu sein. Im Gegensatz zu Sheldon Cooper ist Abeds Asperger jedoch keine Karikatur, die nur dazu gedacht ist, Lacher zu produzieren. Abed ist vielschichtiger, er entwickelt sich weiter, lernt mit seinem Asperger zu leben und sich in der realen Welt zurechtzufinden. Er zählt unter Asperger-Betroffenen ganz klar zu den autistischen Lieblingscharakteren.

The Bridge – America

Krimiserie, 2013–2014, 2 Staffeln

»The Bridge« zeigt das Asperger-Syndrom zwar ebenfalls als Kombination aus sozialem Ungeschick auf der einen und Kompetenz auf der anderen Seite, diesmal aber mit einer weiblichen Protagonistin. Detective Sonya Cross hat undiagnostizierten Asperger, bestätigt durch Diane Kruger, die Sonya Cross' Asperger-Syndrom differenziert als einen Teil ihrer Persönlichkeit darstellt. Die Krimiserie basiert auf der gleichnamigen dänisch-schwedischen Serie und handelt von der Zusammenarbeit zweier sehr unterschiedlicher Polizisten im Grenzgebiet zwischen Mexiko und den USA auf der Suche nach einem Serienmörder.

Power Rangers

Kinofilm, 2017

Im Superhelden-Film »Power Rangers«, ein Reboot der gleichnamigen Fernsehserie, verwandelt sich eine Gruppe von Teenagern in Superhelden, die Power Rangers, die erfolgreich gegen das Böse kämpfen. Der blaue Power Ranger, Billy Cranston, ist – anders als in der Serie – im Autismus-Spektrum. Er erfüllt zwar das Klischee des intelligenten, technikaffinen Nerds. Davon abgesehen bedient er aber wenige Stereotype. Er ist ein junger, gutaussehender, schwarzer Superheld, der zudem auch autistisch ist. Der Autismus gehört einfach zu seinem Wesen, steht aber nicht im Mittelpunkt und gehört damit zu den geglückten Darstellungsweisen.

Bones, Criminal Minds, Sherlock, Bordertown

Krimiserien

Schließlich noch drei Charaktere, die offiziell nicht als autistisch gelten, aber dennoch deutliche Züge eines Asperger-Syndroms zeigen: Dr. Temperance Brennan in »Bones – Die Knochenjägerin« (2005–2017, 12 Staffeln), Dr. Spencer Reid in »Criminal Minds« (seit 2005, derzeit 15 Staffeln), und Sherlock Holmes in »Sherlock« (2010–2017, 4 Staffeln). Zwar ist Dr. Brennan eine der wenigen weiblichen autistischen Protagonistinnen, allerdings entsprechen alle drei Figuren der klassischen Verknüpfung aus Brillanz und sozialer Inkompetenz. Und auch der Top-Ermittler Kari Sorjonen in der Krimiserie »Bordertown« (finnische Serie auf Netflix, 2016, 2 Staffeln) passt mit seinen Savant-Fähigkeiten zu diesem Typus des sozial unbeholfenen, dabei aber genialen Autisten.

Zuletzt eine Reality-Show über Menschen im Autismus-Spektrum:

Liebe im Spektrum

Reality-Show, Netflix, 2019–2021, 2 Staffeln

»Liebe im Spektrum« ist eine australische Dokuserie, die junge Erwachsene im Autismus-Spektrum auf ihrer Suche nach der Liebe begleitet. Manche hatten noch niemals ein Date, andere sind bereits in einer Partnerschaft. Die Serie zeigt, dass sich auch Menschen im Autismus-Spektrum nach Liebe und Beziehungen sehnen, und welche Herausforderungen dabei auf sie warten.

Die Reaktionen des autistischen Publikums fallen gemischt aus. So wird etwa beanstandet, dass die Show von Nicht Autisten für Nicht Autisten gemacht wurde, die die erwachsenen Teilnehmer zum Teil infantilisiert und manchmal etwas gönnerhaft wirkt. Dennoch finden viele auch Gefallen an der Serie.

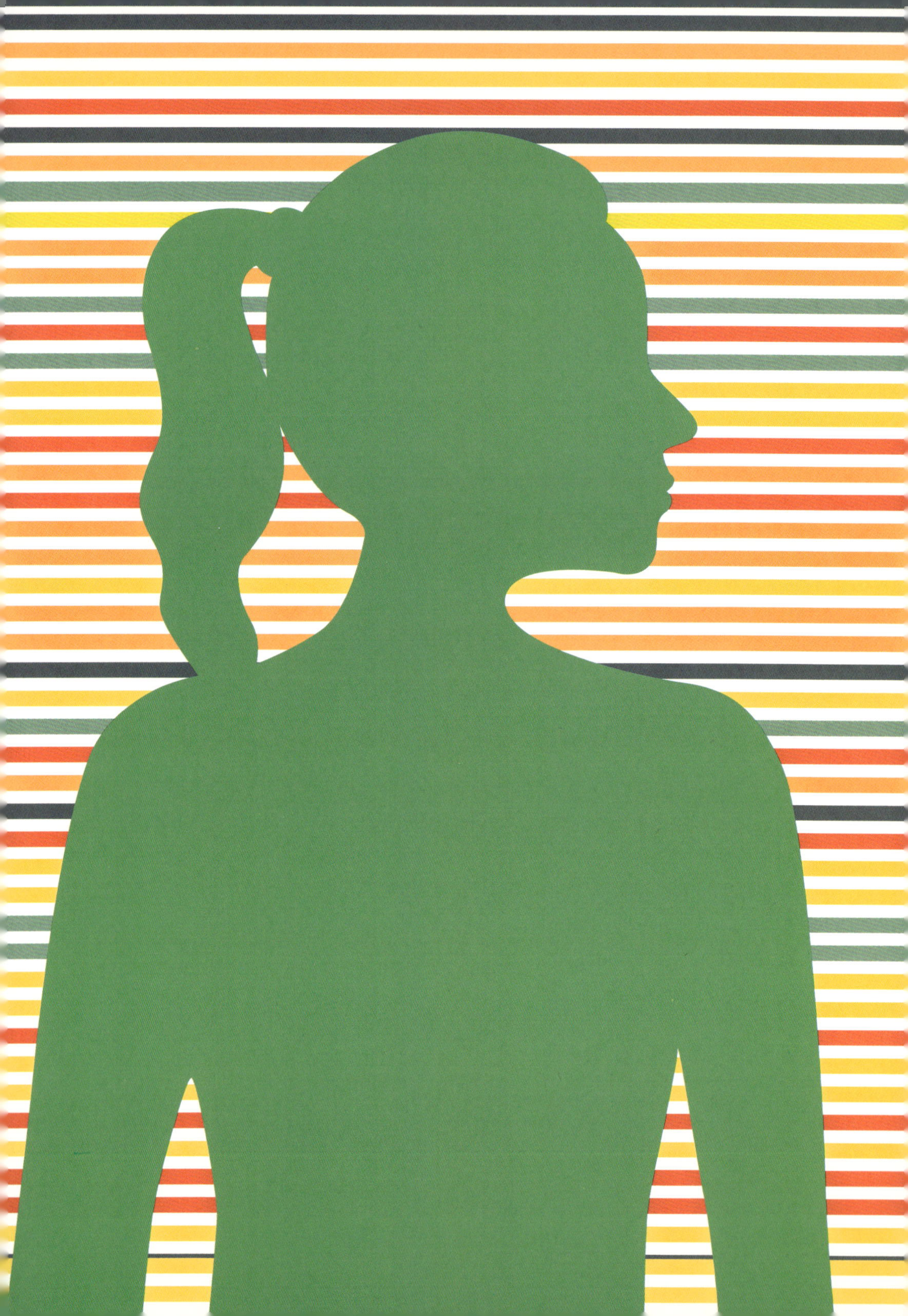

Teil 2: Die Stärken von Menschen mit Asperger

Wie aber ist es im wirklichen Leben? In der Realität geht das Asperger-Syndrom nur sehr selten mit Genialität einher. Nichtsdestotrotz verfügen Asperger-Betroffene über einige besondere Stärken.

Kapitel 4: Positive Eigenschaften, Talente und Begabungen

Welche Stärken und Begabungen haben Menschen mit Asperger? Gibt es vermeintliche Defizite, die sich bei näherem Hinsehen als Stärke herausstellen?

Leider herrscht nach wie vor das Bild des Asperger-Syndroms vor allem als Beeinträchtigung vor. Die positiven Seiten werden dabei oft übersehen. Dass das Asperger-Syndrom nicht nur als Belastung, sondern auch als Chance verstanden werden kann, belegen nicht zuletzt die Beispiele berühmter Asperger, die trotz oder sogar wegen ihres Asperger-Syndroms erfolgreich sind.

Die meisten Menschen, die mit dem Asperger-Syndrom konfrontiert sind, sei es als Betroffene oder Angehörige, kennen vermutlich diese Situation. Sobald sie erzählen, von Asperger betroffen zu sein, kommt dieser kurze Schockmoment: das Gegenüber hält erstmal den Atem an und versucht sich dann, so gut wie möglich aus der Affäre zu ziehen. Man kann es ihm nicht einmal übelnehmen. Auch die meisten Betroffenen reagieren auf die Erkenntnis, Asperger zu haben, zunächst mit Schock, Schrecken oder zumindest Unglauben. Das Autismus-Spektrum hat keinen guten Ruf. Und das liegt nicht nur an der Symptomatik allein.

Wie erwähnt, wurde das Thema Autismus erstmals im Jahr 1988 durch den Hollywood-Film »Rain Man« populär. Das Asperger-Syndrom wurde jedoch erst Anfang der 1990er-Jahre als eigenständiges Störungsbild anerkannt. Autismus wurde daher lange Zeit vor allem als schwerwiegende intellektuelle Beeinträchtigung, bestenfalls mit einzelnen kuriosen Inselbegabungen, angesehen.

Es ist also kein Wunder, wenn sich Betroffene Vorurteilen gegenübersehen: Vorurteilen anderer und, noch viel problematischer, den eigenen Vorurteilen. Und nicht nur die allgemeine Meinung sieht das Autismus-Spektrum vorwiegend negativ als eine Störung, die man niemandem wünschen würde. Auch die wissenschaftliche Literatur geht von einem grundsätzlich an Defiziten orientierten Ansatz aus. Alle Symptome sind von vornherein als Störung und Einschränkung definiert. Das hat mehrere Gründe. Einerseits der besagte geschichtliche Aspekt, da Autismus lange Zeit mit frühkindlichem Autismus gleichgesetzt wurde, und das Asperger-Syndrom als eine mildere Form des Autismus-Spektrums kaum bekannt war. Andererseits werden die Symptome auch heute noch, das Asperger-Syndrom ist längst etabliert, nahezu ausschließlich pathologisiert. Das liegt wohl auch am Kernsymptom des Autismus-Spektrums, der Beeinträchtigung des Sozialverhaltens. Es fällt auf. Der Mensch ist ein soziales Wesen und verbringt sehr viel Zeit mit Sozialkontakten. Es gibt kaum einen Aspekt des menschlichen Lebens, in dem Schwächen so offensichtlich zutage treten.

Die positiven Seiten des Asperger-Syndroms

Es ist unbestritten: Das Asperger-Syndrom geht mit zahlreichen Einschränkungen und Schwächen einher und wird vielfach als äußerst beeinträchtigend erlebt. Der Leidensdruck kann dabei sehr hoch sein. Das sollte man nicht kleinreden. In diesem Kapitel geht es nicht um Romantisierung. Es ist nicht alles »eitel Sonnenschein«. Im Gegenteil: Das Asperger-Syndrom bereitet vielen Betroffenen große Schwierigkeiten. Ein Teil dieser Schwierigkeiten wurzelt aber nicht in den Besonderheiten selbst, die mit dem Asperger-Syndrom einhergehen, sondern vielmehr in der Herausforderung, in einer Welt bestehen zu müssen, die sich ganz am Fähigkeitsprofil einer nicht autistischen Mehrheit orientiert. Entsprechend einseitig ist die Einordnung der typischen Asperger-Merkmale – gemessen an der nicht autistischen Norm.

Perspektivenwechsel

Was es braucht, ist ein Perspektivenwechsel. Dieser Perspektivenwechsel wäre nicht nur gesellschaftlich wünschenswert. Zunächst ist ein Perspektivenwechsel der Betroffenen selbst nötig. Viele Betroffene wurden von Kindheit an mit den herrschenden Vorurteilen konfrontiert und haben diese verinnerlicht. Nach der Diagnose konzentrieren sich die ersten Gedanken dann wenig überraschend auf Einschränkungen, Unvermögen, Zukunftsangst. Dass die Diagnose Asperger aber nicht nur Schwächen und Beeinträchtigung bedeutet, sondern auch mit zahlreichen positiven Eigenschaften einhergeht, kommt vielen gar nicht in den Sinn. Wieder ist die vorherrschende, nicht autistische, »neurotypische« (als neurotypisch bezeichnet man Menschen mit einem typischen Gehirn) Norm dafür verantwortlich. Es ist eine allgemeine menschliche Eigenschaft, alles, was anders ist als man selbst, erst einmal abzuwerten: anders ist schlechter, auch wenn das objektiv gesehen oft nicht stimmt. In vielen Fällen ist anders einfach nur anders. Anders kann auch besser sein, das hört man nur nicht so gerne.

Das Asperger-Syndrom gehört zum Inbegriff des »Anders-Seins«. Eine Erfahrung, die die meisten Betroffenen verbindet, ist, dass sie sich anders, fremd, als »Alien« fühlen. Die eigenen Charakterzüge betrachten sie aus oben genannten Gründen dennoch häufig aus einem nicht autistischen Blickwinkel, also primär abwertend. Doch hält diese Sichtweise einer objektiven Beurteilung stand? Was ist, wenn man die Besonderheiten des Asperger-Syndroms wertfrei betrachtet? Es zeigt sich, dass einige – wohlgemerkt nicht alle – Eigenschaften kein Defizit, sondern vielmehr eine Stärke darstellen. Andere Eigenschaften sind dagegen echte Defizite. Und wieder andere Eigenheiten sind sowohl Stärke als auch Schwäche, abhängig von der jeweiligen Situation.

Wichtig ist, sich als betroffene Person aus der vorherrschenden Sichtweise zu befreien. Aus Sicht der nicht autistischen Mehrheit werden nicht nur an sich neutrale Asperger-Charakterzüge abwertend beurteilt. Sogar Eigenschaften, die objektiv gesehen eine Stärke darstellen, werden mit einer negativen Konnotation versehen. So würde man die Neigung, sich mit einem Thema intensiv auseinanderzusetzen, wohl wertfrei betrachtet als etwas Positives ansehen. Sie zeugt von Leidenschaft und Interesse, und kann schließlich zu großer Expertise führen. Dennoch wird sie als eingeschränktes, obsessives Spezialinteresse pathologisiert. Ein anderes Beispiel ist die Fähigkeit zur Konzentration. Diese wird als Hyperfokus bezeichnet, »hyper« steht für »übermäßig, zu viel«. Kann man sich zu viel konzentrieren? Und aus dem Talent der Detailwahrnehmung wird das Defizit, das große Ganze nicht erkennen zu können; aus hartnäckig wird stur. Die Liste lässt sich beliebig verlängern.

Stärke oder Defizit

Ein weiteres Beispiel: Eine Studie zeigt, dass autistische Menschen rationaler entscheiden als Nicht Autisten.[35] Die autistischen Studienteilnehmenden neigten weniger als die nicht autistischen Teilnehmenden dazu, noch weiter in eine verlorene Sache zu investieren. Sie waren weniger anfällig für sogenanntes positives Framing (z. B. ich behalte 40 % statt ich verliere 60 %) und sie gingen rationaler mit unangenehmer Information um. Die autistischen Studienteilnehmenden handelten insgesamt vernünftiger. Objektiv betrachtet ist das eine positive Eigenschaft. Die Schlussfolgerung der

Studienautoren liest sich jedoch ganz anders. Demnach gelänge es den autistischen Probanden und Probandinnen nicht, den emotionalen Kontext in ihre Entscheidung einzubeziehen. Eine offensichtliche Stärke wurde in eine Schwäche uminterpretiert.

Selbst moralisches Handeln wird in einer anderen Studie als Defizit beschrieben.[36] Nicht nur, dass man Autisten moralisches Handeln grundsätzlich nicht zutraut. Beweisen sie in einem Experiment, dass sie sogar moralischer agieren als die nicht autistische Vergleichsgruppe, wird das nicht als moralische Größe, sondern als Inflexibilität beurteilt. Worum geht es in der Studie? Die Teilnehmenden sollten sich entscheiden, entweder Geld in eine moralisch gute Anlage zu investieren oder vom Gewinn einer moralisch fragwürdigen Sache zu profitieren. Dass sich die autistischen Teilnehmenden eher am moralischen Aspekt als am persönlichen Vorteil orientierten, wurde von den Forschenden der Studie folgendermaßen interpretiert: Die Autisten seien unflexibel, da sie an moralischen Regeln festhielten, obwohl sie durch Unmoral einen persönlichen Nutzen ziehen würden. Was soll man dazu sagen?

Einer der ersten, der nicht die Defizite, sondern die positiven Eigenschaften des Asperger-Syndroms in den Fokus gestellt hat, ist der klinische Psychologe Tony Attwood. Für ihn ist das Asperger-Syndrom nicht etwas, das man behandeln oder gar eliminieren sollte. Er hält es vielmehr für eine Gabe, die viel Potenzial bietet. Interessant ist auch seine persönliche Geschichte. Obwohl er sein Berufsleben dem Asperger-Syndrom gewidmet hat (er hat etliche Bücher zu dem Thema geschrieben, siehe auch Buchempfehlungen, Seite 127), bemerkte Tony Attwood lange nicht, dass sein eigener Sohn das Asperger-Syndrom hat. Erst als dieser als Erwachsener mit schwerwiegenden Problemen zu kämpfen hatte, erkannte Attwood das unerkannte Asperger-Syndrom als zugrunde liegende Ursache für die Schwierigkeiten.

Im Folgenden werde ich die besonderen Stärken und positiven Charaktereigenschaften des Asperger-Syndroms näher beleuchten. Was zeichnet sie aus? Wie ist die allgemeine Wahrnehmung dieser Eigenschaften? Welche Chancen bieten sie? Gibt es Situationen, in denen sie auch eine Schwäche darstellen? Dabei darf man nicht vergessen, dass die Beurteilung, ob ein Charakterzug als Stärke oder Schwäche wahrgenommen wird, nicht unverrückbar ist, sondern gesellschaftlichen Trends unterworfen ist. So steht heutzutage beispielsweise Extrovertiertheit hoch im Kurs. Es gab aber auch Zeiten, in denen eher Zurückhaltung geschätzt wurde.

Stärke oder »Superkraft«

Bei der Beschreibung einzelner Asperger-Merkmale ist es wichtig, die

»neurotypische«, nicht autistische Brille abzusetzen und die Eigenschaften wertfrei auf positive und negative Aspekte hin zu beleuchten. Ebenso wichtig ist es aber auch, nicht über das Ziel hinauszuschießen. Weder sind alle Asperger-Eigenschaften auch objektiv betrachtet positiv, noch sind Asperger-typische Stärken »Superkräfte«. Greta Thunberg (Seite 85) bezeichnete ihr Asperger-Syndrom einmal als »Superkraft«. In ihrem Fall ist das vielleicht auch zutreffend. Es ist recht unwahrscheinlich, dass sich ein nicht autistischer Teenager so intensiv mit der Klimathematik auseinandergesetzt hätte wie Greta Thunberg. Dennoch kann das nicht der richtige Ansatz sein. Nicht bei allen Betroffenen sind die Stärken des Asperger-Syndroms gleichermaßen ausgeprägt. Man kann es nicht oft genug betonen. Die Verschiedenheit unter Menschen im Autismus-Spektrum ist nicht weniger ausgeprägt als unter nicht autistischen Menschen. Jeder Mensch ist anders. Und auch wenn es Charakteristika gibt, die dem Asperger-Syndrom geschuldet sind, bleibt jeder Mensch – mit oder ohne Asperger-Syndrom – in seiner Gesamtheit immer einzigartig.

Auch wenn die meisten grundlegenden Merkmale des Asperger-Syndroms bei den Betroffenen zu finden sind – eine Diagnose erfordert schließlich, dass aus den unterschiedlichen Kategorien eine Mindestzahl von Symptomen vorhanden ist –, so äußern sie sich doch bei jedem Menschen anders. Was bei einem vielleicht wirklich eine Art »Superkraft« sein kann, ist bei anderen nur wenig ausgeprägt. Eine Überbetonung autistischer »Superkräfte« würde diese nur zusätzlich unter Druck setzen. Sie wären nicht nur den üblichen abwertenden Vorurteilen ausgesetzt. In Bezug auf die sogenannten »Superkräfte« wären sie gleichzeitig mit einer Erwartungshaltung konfrontiert, die sie dann vielleicht nicht einlösen können. Gesellschaftlich birgt dieser Ansatz zudem die Gefahr, dass Akzeptanz und Anerkennung allein über Leistung definiert werden. Auch das Stereotyp des überdurchschnittlich intelligenten Nerds trifft auf viele Menschen mit Asperger-Syndrom nicht zu. Alle Menschen, ob mit oder ohne Autismus bzw. Asperger-Syndrom, verdienen Akzeptanz, unabhängig davon, ob sie über besondere Fähigkeiten verfügen, oder nicht.

Ich werde daher versuchen, die typischen Asperger-Eigenschaften von einem sachlichen Blickwinkel aus zu betrachten: weder pathologisierend noch überbewertend. Es geht um eine nüchterne Einordung, die ganz ohne Übertreibung und Superlative zu dem Schluss kommt, dass das Asperger-Syndrom neben seinen unzweifelhaften Schwächen auch mit zahlreichen Stärken und positiven Charakterzügen einhergeht. Besondere Talente kommen vor, sind allerdings – wie bei nicht autistischen Menschen auch – relativ selten.

Besondere Stärken

Bei all ihrer Heterogenität sind viele der folgenden Stärken bei vielen Menschen mit Asperger-Syndrom in mehr oder weniger starker Ausprägung zu finden.

Intellektuelle Stärken

Die Diagnosekriterien schließen die Diagnose Asperger-Syndrom für Menschen mit Intelligenzminderung aus. Menschen mit Asperger sind daher zumindest durchschnittlich oder überdurchschnittlich intelligent. Was vielen Betroffenen gemein ist, ist eine sachlich analytische Art des Denkens, ein klarer Verstand. Menschen mit Asperger lassen sich in ihrem Denken weniger von sozialen Erwägungen als von sachlichen Argumenten leiten. Ihre Denkweise ist daher logischer und weniger voreingenommen als bei nicht autistischen Menschen. Verglichen mit gleich intelligenten Nicht Autisten sind Asperger auch besser in der Lage, logische Schlussfolgerungen zu ziehen.[37]

Der typische Denkstil des Asperger-Syndroms ist eher systematisierend und evidenzbasiert. Diese Art zu Denken gilt allgemein als »männliche« Denkweise und ist ein Grund für die »Male Brain Theory of Autism« (Seite 29). Es ist zudem eine Art zu denken, wie sie in der Wissenschaft üblich ist. Es geht darum, Fakten systematisch einzuordnen und Zusammenhänge logisch analytisch zu entschlüsseln. So schrieb der Leiter der

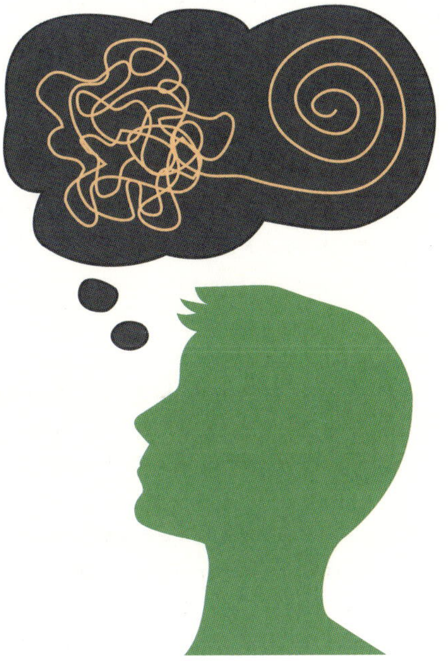

Intellektuelle Stärke: systematisieren und logisch schlussfolgern.

Autismus-Forschung an der University of Montreal, Laurent Mottron, im Jahr 2011 im renommierten Wissenschaftsjournal *Nature*: »Viele Autisten, denke ich, sind für die akademische Wissenschaft sehr gut geeignet. Ich bin überzeugt, dass sie nicht trotz, sondern wegen ihres Autismus wertvolle Beiträge zur Wissenschaft leisten.«[38]

Schon als Kind haben viele Asperger das Bedürfnis, objektive Prinzipien und Gesetzmäßigkeiten zu verstehen. Was viele Asperger benötigen, um klar denken zu können, ist Struktur. Dieses strukturierte Denken ermöglicht es erst, logisch analytische Schussfolgerungen zu ziehen. Aus diesem Grund fällt vielen Aspergern das Arbeiten ohne Strukturierung schwer. Und nicht nur Denken, auch Kreativität und neue Ideen orientieren sich fast immer an einer zugrunde liegenden Struktur.

Dass intellektuelle Stärken zu den Vorzügen des Asperger-Syndroms gehören, liegt auch an der hohen Konzentrationsfähigkeit. Insbesondere bei Themen, die sie interessieren, können sich Asperger-Betroffene über einen ungewöhnlich langen Zeitraum konzentrieren. Hinzu kommt meist ein ausgezeichnetes Faktengedächtnis (das episodische Gedächtnis – das ist die Fähigkeit, sich an persönliche Erlebnisse zu erinnern – ist dagegen für gewöhnlich eher schwach) und, besonders wichtig, die Freude, sich Wissen anzueignen. Schon in der Schule lassen sich Kinder mit Asperger vor allem durch das Interesse am Thema zum Lernen motivieren. Asperger sind generell ausgezeichnete Autodidakten, die bei Interesse im Idealfall Wissen bis hin zum Expertenstatus erwerben können.

Doch allen intellektuellen Stärken des Asperger-Syndroms zum Trotz klaffen intellektuelles Potenzial und Erfolg häufig auseinander. Wir leben in einer Welt, in der vor allem die sozialen Fähigkeiten über Erfolg oder Misserfolg entscheiden. In Schule und Universität kann es noch ausreichen, sich allein auf die intellektuellen Fähigkeiten zu verlassen. Im Berufsleben ist das fast immer zu wenig. Ohne soziales Geschick ist es nur schwer möglich, im beruflichen Konkurrenzkampf zu bestehen. Hier kann sich das intellektuelle Leistungsvermögen unter Umständen sogar negativ auswirken: und zwar dann, wenn es das Konkurrenzdenken der Kollegen und Kolleginnen, die im sozialen Wettbewerb meist wesentlich geschickter sind, noch zusätzlich anheizt.

Aufmerksamkeit fürs Detail

Es ist vielleicht jene Stärke, die allgemein am bekanntesten ist. Firmen suchen aus diesem Grund sogar gezielt nach autistischen Mitarbeitenden, weil sie den nicht autistischen Kollegen in diesem Punkt oft weit überlegen sind: in der Fähigkeit, Details wahrzunehmen, Fehler zu entdecken, Muster zu erkennen. So hat etwa der israelische Geheimdienst bewusst Menschen mit Asperger eingestellt, um Luftbildaufnahmen nach kleinen Veränderungen abzusuchen.[39] Die hohe Konzentrationsgabe, gepaart mit Genauigkeit und einer überdurchschnittlichen visuellen Wahrnehmung, machte die Mitarbeitenden mit Asperger dabei so wertvoll. Diese Fähigkeiten sind auch im IT-Bereich gefragt. Nicht umsonst gibt es das Gerücht, man fände nirgendwo so viele Menschen mit Asperger-Merkmalen wie im Silicon Valley. Manche Firmen sind aktiv auf der Suche nach Mitarbeitenden aus dem Autismus-Spektrum, denn diese seien unschlagbar, wenn es etwa darum geht, Programmierfehler aufzuspüren.

Eine Liebe zum Detail ist aber nicht nur bei der Fehlererkennung wichtig. Auch neue Zusammenhänge erschließen sich oft erst durch den Blick aufs Detail. In Kombination mit ihrer logisch analytischen Denkweise können Asperger so zuweilen Verbindungen herstellen, die anderen niemals aufgefallen wären.

Doch keine Fähigkeit, die nicht auch Nachteile mit sich bringt. Sich zu sehr auf Einzelheiten zu konzentrieren, kann den Blick aufs große Ganze verdecken. Diese negative Konnotation hat einen realen Hintergrund. Es ist aber nicht fair, im Gegenzug nicht auch die positiven Seiten zu erwähnen. Ein weiterer Schwachpunkt liegt zudem in der Gefahr, Einzelheiten ein zu großes Gewicht zu verleihen, sich zu sehr auf ein kleines Problem zu konzentrieren und es dadurch unnötig aufzublähen.

Dennoch, in Kombination mit der Fähigkeit, sich lange auf eine Sache konzentrieren zu können, verfügen viele Asperger durch ihr besonderes Talent der Detailaufmerksamkeit über eine Begabung, die sie klar von nicht autistischen Personen abhebt und zu einer wertvollen Arbeitskraft machen kann. Einige Unternehmen haben das bereits erkannt (Seite 80).

Konzentrationsfähigkeit

Hier sticht die negative Beurteilung typischer Asperger-Merkmale als etwas Pathologisches besonders ins Auge. Die hohe Konzentrationsgabe wird nicht als solche wertgeschätzt, sondern mit »Hyperfokus« als »krankhaft übertrieben« beschrieben. Ich bin der Ansicht, eine hohe Konzentrationsfähigkeit ist nichts, das korrigiert werden sollte, sondern vielmehr ein Talent. Eine Gabe, die beim Lernen, im Beruf und im Alltag von hohem Nutzen sein kann. Und sie ist eine Gabe, die manche Schwäche des Asperger-Syndroms zu kompensieren hilft. So haben Menschen mit Asperger oft Schwierigkeiten, ihre Aufmerksamkeit auf Dinge zu lenken, die sie nicht interessieren. Schüler schieben ihre Schularbeiten vor sich her und lernen den erforderlichen Stoff nicht; Aufgaben im Job bleiben viel zu lange liegen. Die Fähigkeit zum Hyperfokus kann helfen, dieses Aufmerksamkeitsdefizit zumindest teilweise wieder wettzumachen und das Versäumte nachzuholen.

Der Hyperfokus kann aber auch zum Problem werden. Vor allem dann, wenn die Konzentration auf ein bestimmtes Thema jede andere Aktivität verdrängt und so ihren Anteil am beschriebenen Aufmerksamkeitsdefizit hat. Auch hier gilt: Es gibt immer zwei Seiten einer Medaille. Um auf oben genannte Frage zurückzukommen: Ich glaube nicht, dass man sich zu sehr konzentrieren kann. Man kann sich aber auf das Falsche konzentrieren.

Begeisterungsfähigkeit und Ausdauer

Ein großer Vorteil, Asperger zu haben, ist die enorme Begeisterungsfähigkeit. Ist ein Asperger an einer Sache wirklich interessiert, gibt es keine halben Sachen. Das gilt vor allem, aber nicht nur, für die sogenannten Spezialinteressen, die ja zu den Diagnosekriterien zählen. Asperger-Betroffene setzen sich oftmals intensiv mit einer Thematik auseinander. Sie zeichnen sich nicht nur durch eine hohe intrinsische Motivation aus, sobald sie an einer Sache interessiert sind. Auch ihre Hartnäckigkeit kann beachtlich sein, ein Umstand, der sich gerade im Umgang mit Fehlschlägen bezahlt machen kann. Gibt es ein Problem, suchen sie oft beharrlich und ausdauernd nach einer Lösung. Auch dann noch, wenn andere längst aufgegeben haben. Das mag bisweilen vergeblich sein, führt aber mitunter eben doch noch zum Ziel.

Von außen betrachtet, wird diese Beharrlichkeit allerdings oft als Starrsinn und Sturheit abqualifiziert. Es lässt sich nicht leugnen: Menschen mit Asperger fällt es im Allgemeinen schwer, eine Aufgabe oder ein Thema, das sie gerade beschäftigt, loszulassen, um sich etwas anderem zuzuwenden. Das hin und her Wechseln zwischen unterschiedlichen Aufgaben zählt nicht zu ihren Talenten. Doch Hartnäckigkeit macht sich manchmal bezahlt. Gerade bei schwierigen, komplexen Aufgaben, deren Lösung nicht auf der Hand liegt, ist es wichtig, nicht vorzeitig aufzugeben. Hier ist Beharrlichkeit, gepaart mit einem gewissen Hang zum Perfektionismus, ein Vorteil.

Ausdauer macht sich aber noch aus einem anderen Grund bezahlt. Durch Hartnäckigkeit und Ausdauer lassen sich ebenfalls manche Schwächen kompensieren. Egal was man versucht, wenn man nur lange und ausdauernd übt, wird es meist irgendwann gelingen. Manche Asperger glänzen allein durch ihre Ausdauer mit beachtlichen Leistungen, selbst dann, wenn sie in dem jeweiligen Gebiet nicht übermäßig begabt sind.

Visuelle Wahrnehmung

Die kognitiven Stärken des Asperger-Syndroms fußen zum Teil auf einem außergewöhnlichen visuellen Wahrnehmungsvermögen. So setzt etwa die für Asperger typische Aufmerksamkeit fürs Detail eine entsprechende Wahrnehmung voraus.

Autistische Menschen scheinen visuelle Information tatsächlich etwas anders zu verarbeiten als Nicht Autisten. Ein Betroffener hat in seinem Blog folgenden Vergleich angestellt: »Nicht autistische Menschen sehen die Dinge in normaler Auflösung, Menschen im Autismus-Spektrum sehen sie in HD.«[40] Das trifft es ganz gut. Menschen im Autismus-Spektrum sind erstaunlich gut darin, visuelle Aufgaben zu lösen. Sie können Dinge in ihrem Gesichtsfeld schneller und besser aufspüren und schneiden auch in einschlägigen psychologischen Tests (»Embedded-Figure-Test«, »Blockdesign-Test«) besser ab als Menschen ohne Autismus. Eine Studie der Universität Cambridge setzt das Sehvermögen autistischer Menschen sogar beinahe mit jenem von Greifvögeln gleich.[41] So gelang es autistischen Probanden, Details aus sechs Metern zu erkennen, die nicht autistische Normalsichtige erst in zwei Metern Entfernung sehen konnten.

Abgesehen von einer höheren Sehschärfe sind autistische Menschen zudem weniger anfällig dafür, sich von Voranahmen täuschen zu lassen.[42] Es ist eine allgemein menschliche Eigenschaft, dass wir nicht notwendigerweise das sehen, was wirklich da ist, sondern vielmehr das, was wir erwarten zu sehen. Menschen im Autismus-Spektrum sind weniger anfällig für diese Wahrnehmungsverzerrung, wenn auch nicht immun dagegen. Optischen Täuschungen unterliegen auch Autisten.

Visuelle Wahrnehmung

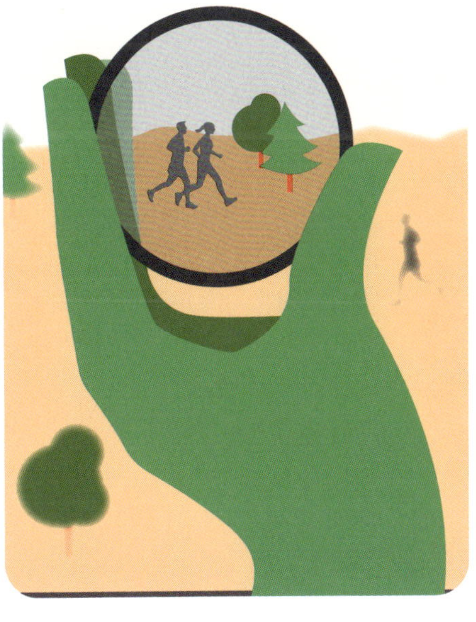

Auf der Negativseite bedeutet eine hochauflösende Detailwahrnehmung die Gefahr, das Gesamtbild aus dem Blick zu verlieren, sich im Detail zu verlieren. Sprichwörtlich den Wald vor lauter Bäumen nicht zu sehen. Die erhöhte Detailaufmerksamkeit ist allerdings eher ein kognitiver Stil als das Unvermögen, den Gesamtzusammenhang zu betrachten. Fordert man autistische Menschen explizit auf, das Gesamtbild zu betrachten, sind sie ohne Weiteres dazu in der Lage. Die ganzheitliche Wahrnehmung entspricht einfach nicht ihrer Neigung, obwohl sie dazu fähig wären.[43]

Besonderheiten der Sinneswahrnehmungen gehören mittlerweile zu den Diagnosekriterien des Asperger-Syndroms. Das können sowohl Über- als auch Unterempfindlichkeiten sein. Besonders die Überempfindlichkeiten können dabei individuell sehr belastend sein, vor allem, da es Menschen mit Asperger schwerfällt, störende Sinneseindrücke einfach auszublenden. Die Fähigkeit zu intensiven Sinneseindrücken kann aber auch als Stärke wahrgenommen werden, die zum Beispiel in künstlerischen Berufen genutzt werden kann. Und sie kann ganz einfach Glücksgefühle hervorrufen, etwa beim Betrachten des Glitzerns der Sonne auf der Wasseroberfläche.

Ausgeprägte Interessen

An dieser Asperger-Vorliebe scheiden sich die Geister ganz besonders. Im diagnostischen Handbuch ist von »ungewöhnlich starkem, sehr speziellem Interesse« die Rede. Hier steht klar die Limitierung, das Defizit, im Vordergrund: dass sich autistische Menschen nur für ganz wenige, eng umschriebene Themen interessieren. Man kann es aber auch anders betrachten. Menschen mit Asperger können sich für einzelne Themen begeistern. Die Faszination kann so groß sein, dass sie darüber mitunter alles andere vergessen. Es stimmt, dabei handelt es sich oft um klar umrissene Gebiete. Und ja, das Interesse an anderen Gebieten leidet darunter. Doch erst die Begeisterung für ein Thema verursacht, dass sich Asperger so intensiv damit beschäftigen, dass sie sich oft außerordentliches Wissen und Expertise aneignen. Schon Kinder können in ihren Interessensgebieten durch erstaunliches Wissen beeindrucken. Erwachsene können diese Expertise dann im Idealfall sogar für eine berufliche Karriere, zum Beispiel in der Wissenschaft, nutzen.

Die Interessen können sich allerdings im Laufe des Lebens wandeln. Oft bestehen auch mehrere Interessen parallel. Es ist dabei ein Vorurteil, dass die Art der Interessen ungewöhnlich ist. Zwar kommen ungewöhnliche Interessensgebiete vor, oft interessieren sich Asperger-Betroffene aber für Themen, die andere Menschen auch spannend finden. Nicht der Gegenstand des Interesses ist notwendigerweise besonders, sondern die Intensität und die Ausdauer der Beschäftigung damit. Die Themen können dabei alle Gebiete umfassen, von Naturwissenschaft und Technik über Tiere, Natur, Kunst bis hin zu Popkultur. Die Interessensgebiete sind individuell so unterschiedlich wie die Menschen mit Asperger selbst. Manchmal bleiben die Interessen das ganze Leben lang erhalten, manchmal flauen sie nach einiger Zeit wieder ab.

Ein Nachteil dieser intensiven Interessen besteht in der Ausschließlichkeit. Ist ein Asperger im persönlichen Interesse versunken, vergisst er alles um sich herum. Dazu gehören leider auch die wichtigen Aufgaben, die dann unerledigt bleiben. Das Glücksgefühl, das mit der Beschäftigung mit dem Interesse einhergeht, die Befriedigung, sich neues Wissen anzueignen, machen diesen Nachteil oftmals aber mehr als wett. Sich mit den Interessen zu beschäftigen, bildet zudem eine Schutzfunktion.

» *Es ist das perfekte Elexier für mich gegen alle Schwierigkeiten, die mir begegnen.* «

Liane Holliday Willey (Autorin von »Ich bin Autistin – aber ich zeige es nicht«)

Non-Konformismus

Eine logisch analytische Art zu denken, kombiniert mit einer gering ausgeprägten Rücksicht auf soziale Erwartungen – Menschen mit Asperger bemerken die sozialen Zwischentöne meist nicht oder nur ungenügend – kann dazu führen, leicht anzuecken. Sie birgt aber auch das Potenzial, Probleme aus einem unabhängigen, neuen Blickwinkel zu betrachten. Daraus können dann neuartige, unkonventionelle Lösungsansätze erwachsen. Ein Diskussionsprozess ist oft durch soziale Erwünschtheit eingeengt. Das liegt nicht allein an sozialen Hierarchien, sondern generell an der sozialen Natur des Menschen. Eine übertriebene Rücksichtnahme auf soziale Konventionen beschränkt allerdings das Denken, sodass im Endeffekt die meisten von uns auf relativ ähnliche Ideen kommen. Und nur selten sind das dann die bahnbrechenden neuen Lösungen. Hier bietet unkonventionelles Denken abseits sozialer Erwünschtheit eine große Chance. Eine Chance, prädestiniert für Menschen mit Asperger.

Es ist ein klassisches Szenario: Im Kollegenkreis wird ein Brainstorming veranstaltet. Doch statt der unvoreingenommenen Suche nach den besten Ideen beginnt ein Taktieren und Abgleichen mit der Stimmung in der Gruppe. Besonders einflussreich sind dabei die Vorstellungen der Ranghöheren. Nicht ohne Grund. Die Beachtung sozialer Erwünschtheit ist Voraussetzung, soziales Geschick ist die Hauptzutat für sozialen und beruflichen

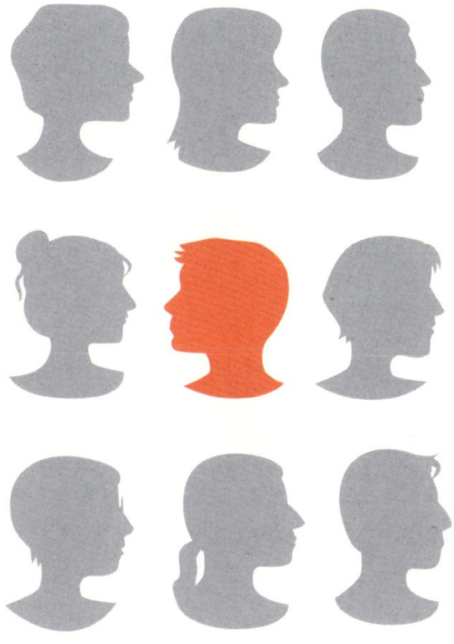

Non-Konformismus: soziale Hierarchien oder soziale Erwartungen fallen weg.

Erfolg. Doch es hat seinen Preis: Die eigenen Argumente und oft sogar das Denken selbst werden sozialer Erwünschtheit angepasst. Originelle, innovative Ideen werden in solch einem Klima sozialer Abgleichung nur selten geboren.

Um sich den sozialen Schwingungen der Gruppe anpassen zu können, ist es unabdingbar, diese Schwingungen erst einmal zu bemerken. Das ist nicht die Stärke von Menschen mit Asperger. Die Autoren einer psychologischen Studie bringen diese Eigenart auf den Punkt: Autisten seien nicht fähig zu bedenken, was andere Menschen über sie denken.[44]

Menschen im autistischen Spektrum lassen sich daher kaum von sozialen Erwartungen beeinflussen, machen das soziale Spiel nicht mit. Soziale Angepasstheit liegt einfach nicht in ihrer Natur, selbst dann nicht, wenn sie sich mit aller Kraft bemühen, dazuzugehören und sich anzupassen. Für die Betroffenen kann das fatale Folgen haben – bis hin zum Verlust des Jobs. Die Arbeitslosigkeit unter autistischen Menschen ist dementsprechend hoch.

Auf der Suche nach unorthodoxen, genialen Einfällen ist die mangelnde Rücksicht auf soziale Konventionen und Meinungen allerdings ein Vorteil. Wem erst gar nicht auffällt, dass sich alle anderen im Gedankengebäude XY bewegen, fühlt sich auch nicht genötigt, die Ideen auf Gedankengebäude XY zu beschränken und kann den Gedanken ungehindert freien Lauf lassen. So ein unverbrauchter Blickwinkel kann neue Impulse schaffen. Scheinbar aussichtslose Problemstellungen lassen sich vielleicht lösen, wenn man sie einfach mal aus einer anderen Perspektive betrachtet. Es liegt also unzweifelhaft großes Potenzial in nicht konformistischem Denken. Denn es ermöglicht, frei von Zwängen, unvoreingenommen, radikal neuartig, unkonventionell zu denken – entscheidende Ingredienzien für neue Erkenntnisse, Erfindungen, für Fortschritt schlechthin. Das hat bereits Hans Asperger erkannt, als er schrieb: »Es scheint so, als sei für Erfolge in Wissenschaft und Kunst ein Quantum Autismus erforderlich. Für den Erfolg mag es unabdingbar sein, sich von der Alltagswelt, von einfach Praktischem abwenden zu können und einen Gegenstand mit Originalität neu überdenken zu können und auf unbetretenen Pfaden Neues zu schaffen.«[45]

Und es gibt noch einen weiteren Vorteil, das soziale Spiel nicht mitzumachen: Es spart Zeit. Wer sich nur wenig an den endlosen Gesprächen des Small Talks beteiligt oder sich nicht ständig darüber Gedanken macht, was andere von einem denken, kann diese Zeit anderweitig und vielleicht produktiver nutzen. Um aber produktiv zu sein, um intensiv nachdenken zu können, braucht es neben Zeit auch Ruhe. Dabei hilft zusätzlich, dass Asperger sehr gut allein sein können, das Alleinsein oft geradezu benötigen. Es ist eine weitere Stärke des Asperger-Syndroms: allein sein zu können, ohne sich einsam zu fühlen.

Ein Betroffener: »Meine Mutter sagt immer zu mir: Geh aus, hab Spaß! Aber ich habe doch Spaß, einfach zu sitzen und Musik zu hören.«[46]

Positive Charaktereigenschaften

Neben den besonderen Stärken zeichnet sich das Asperger-Syndrom auch durch eine Reihe positiver Charakterzüge aus. Nicht jeder Asperger wird alle Eigenschaften in sich vereinen. Dennoch, viele dieser Eigenschaften finden sich bei vielen Menschen mit Asperger-Syndrom, wenn auch unterschiedlich stark ausgeprägt. Und auch wie sich der Charakterzug im Einzelnen äußert, ist dabei individuell sehr unterschiedlich.

Ehrlichkeit, Aufrichtigkeit und Integrität

Womit Asperger-Betroffene meist nur schwer umgehen können, ist die Tatsache, dass nicht autistische Menschen nicht immer das sagen, was sie meinen. Selbst dann, wenn sie sich dieser Diskrepanz intellektuell bewusst sind, fällt es vielen Aspergern jedes Mal aufs Neue schwer, das Gesagte nicht allzu wörtlich zu nehmen. Autistische Menschen neigen wie wir alle dazu, von sich auf andere zu schließen. Der erste Impuls ist daher anzunehmen, das Gegenüber handhabe es ähnlich wie sie selbst. Und Menschen mit Asperger sagen normalerweise, was sie meinen. Auch Heuchelei und Manipulation liegen ihnen fern, was sie selbst manchmal umso leichter manipulierbar macht.

Ihre Ehrlichkeit und Aufrichtigkeit gehören zu den herausstechenden positiven Charakterzügen von Menschen mit Asperger-Syndrom. Menschen im Autismus-Spektrum fällt es generell schwer, zu lügen. Sie sagen meist offen und ehrlich ihre Meinung und versuchen erst gar nicht, andere zu täuschen. Das liegt vielleicht daran, dass die sozialen Regeln und das soziale Miteinander für Autisten kompliziert genug sind. Zusätzlich zu lügen und zu betrügen, würde sie vermutlich heillos überfordern. Asperger sind daher im Allgemeinen ehrlich, und zwar unabhängig davon, ob die Wahrheit in ihrem eigenen Interesse ist, oder nicht. Für das Gegenüber ist das im Grunde ein Vorteil. Man weiß immer, woran man ist.

Übertriebene Ehrlichkeit hat aber auch ihre Schattenseiten, besonders dann, wenn sie verletzend oder kränkend ist. Dabei geht es Asperger-Betroffenen meist nur um Sachinhalte. Sie sind ehrlich am Thema interessiert. Dass sich jemand von ihren Aussagen gekränkt fühlen könnte, ist ihnen oft gar nicht bewusst. Sie kommen gar nicht auf die Idee, dass sich das Gegenüber beleidigt fühlen könnte. Manchmal wird die offene Art, Dinge auszusprechen, auch als Arroganz missverstanden. Ihre direkte und ehrliche Art kann deswegen erheblich zu den sozialen Schwierigkeiten beitragen, unter denen viele Asperger leiden.

Dabei liegt es den meisten Menschen mit Asperger-Syndrom fern, andere Menschen absichtlich in Schwierigkeiten zu bringen oder ihre Schwächen auszunutzen. Auch Manipulation und Täuschung ist ihre Sache nicht. Viele Asperger sind im Grunde aufrichtige Menschen, die sich an Regeln halten und das, was sie sagen, auch wirklich so meinen. Ein Kompliment ist als solches gemeint, ebenso

Kritik. Da gibt es keine Hintergedanken oder versteckte Anspielungen.

Vielleicht könnten sich Asperger und Nicht Autisten auf halben Weg entgegenkommen: Die einen könnten versuchen, Dinge klarer und direkter zu kommunizieren, die anderen darauf achten, wie ihre Worte beim Gegenüber ankommen. Das würde das gegenseitige Verständnis mit Sicherheit verbessern.

Zuverlässigkeit und Gewissenhaftigkeit

Die meisten Asperger sind nicht nur in ihren Worten aufrichtig und berechenbar, dies gilt auch für ihre Taten. Versprechen sie etwas, kann man sich meist darauf verlassen, dass sie es auch einhalten. Menschen im autistischen Spektrum sind im Allgemeinen zuverlässig und beständig und halten sich an Abmachungen und Regeln. Das sind alles Eigenschaften, die nicht nur das Zusammenleben erleichtern, sondern auch potenzielle Arbeitgeber interessieren sollten. Denn diese können sich in der Regel darauf verlassen, dass Aufgaben von Menschen mit Asperger gewissenhaft und sorgfältig erledigt werden. Auch repetitive Aufgaben, die ein hohes Maß an Routine erfordern, werden verlässlich erledigt. Das liegt allerdings auch daran, dass Autisten mit wiederholenden Routinetätigkeiten generell viel weniger Probleme haben als nicht autistische Menschen.

In Krisensituationen macht sich dagegen eine andere Eigenschaft bezahlt, die man ebenfalls bei manchen Asperger-Betroffenen finden kann. Zwar tendieren sie im Allgemeinen dazu, sich über unwichtige Dinge unnötig stark aufzuregen, im Ernstfall reagieren sie dann aber oftmals ungewöhnlich ruhig und besonnen und bleiben so eher in der Lage, rational zu agieren.

Loyalität, Gerechtigkeit und Toleranz

Was Asperger trotz ihrer diversen Eigenarten zu wertvollen Partnern und Freunden macht, sind ihre Loyalität und Treue. Andere Menschen kennenzulernen, Freundschaften zu schließen oder Beziehungen einzugehen, gehört nicht gerade zu den autistischen Begabungen.

Findet ein Asperger aber einen Partner oder eine echte Freundschaft, wird diese Beziehung nicht leichtfertig aufs Spiel gesetzt. Zu schwierig ist es für Asperger-Betroffene, echte Beziehungen aufzubauen oder auch nur aufrichtige Freunde mit ähnlichen Interessen zu finden, mit denen sie gerne ihre Zeit verbringen. Sie werden daher versuchen, diese gelungenen Beziehungen nach Möglichkeit aufrechtzuerhalten. Ihre Loyalität beschränkt sich dabei nicht nur auf soziale Beziehungen. Asperger sind auch ihren Arbeitgebern und Kollegen gegenüber zuverlässig und loyal. Wer bereit ist, die Eigenarten, die mit dem Asperger-Syndrom einhergehen, zu akzeptieren, wird mit einiger Wahrscheinlichkeit treue, aufrichtige und integre Partner, Freunde oder Arbeitskollegen gewinnen. Manchmal gehen Menschen mit Asperger dabei allerdings zu weit und halten selbst dann noch an Beziehungen, Freundschaften oder Arbeitsverhältnissen fest, wenn eine Beendigung angebracht wäre.

Neben ihrer Loyalität zeichnet Menschen mit Asperger ihr Gerechtigkeitssinn aus. Vielleicht liegt das zum Teil auch an eigenen schlechten Erfahrungen. Wird jemand unfair behandelt oder versucht jemand, aus den Schwächen anderer Nutzen zu ziehen, sind Asperger meist weniger als nicht autistische Menschen bereit, einfach wegzuschauen. Schon als Kind haben Asperger einen Sinn für Fairness und Gerechtigkeit. Sie leiden darunter, wenn andere schlecht behandelt werden und versuchen oft, einzuschreiten. Das gilt ganz besonders für Tierquälerei.

Generell haben Asperger-Betroffene meist sehr klare Werte, die sie unabhängig von persönlichen Vorteilen vertreten. Sie lassen sich üblicherweise nur wenig von sozialem Druck beeindrucken und widersetzen sich standhaft dem Herdentrieb, wenn sie von einer Sache überzeugt sind. Ihre Hartnäckigkeit kann sich dabei bezahlt machen. Auf der Negativseite neigen Menschen im Autismus-Spektrum allerdings zu einem Schwarz-Weiß-Denken, das einer differenzierteren Sicht auf die Dinge im Weg steht.

Nicht auf soziale Erwartungen Rücksicht zu nehmen, bedeutet auch, anderen Menschen wertfrei zu begegnen. Sie so sein zu lassen, wie sie sind. Die meisten Asperger wissen, dass sie selbst nicht dem Durchschnittstyp entsprechen. Sie sind daher eher als nicht autistische Menschen bereit, Abweichungen von der Norm bei anderen Menschen zu akzeptieren. Diese wertfreie Sicht kann sich allerdings auch darin äußern, Hierarchien nicht ausreichend zu respektieren. Ein Asperger wird mit einer Putzkraft nicht viel anders sprechen als mit einem Vorgesetzten. Das ist definitiv ein positiver Charakterzug. Ob dieser Charakterzug der beruflichen Karriere sehr dienlich ist, sei allerdings dahingestellt.

Verdeckte Stärken

Es gibt noch eine Reihe weiterer Vorzüge, die oft mit dem Asperger-Syndrom einhergehen. Dazu gehört eine hohe Arbeitsmoral. Menschen mit Asperger schätzen zudem Struktur und Ordnung, sie führen gerne ernsthafte Gespräche und vergeuden ungern Zeit mit belanglosem Small Talk. Es gibt aber auch noch Stärken, die erst auf den zweiten Blick als solche erkennbar sind. Der erwähnte Non-Konformismus gehört sicherlich dazu. Ihre soziale Unangepasstheit bringt viele Asperger in große Schwierigkeiten. Dennoch birgt das Unvermögen, die sozialen Erwartungen zu erkennen und zu berücksichtigen, die Chance, ganz neue, unorthodoxe Wege zu beschreiten.

Eine weitere verdeckte Stärke ist das sogenannte »Stimming«. Stimming steht für selbst stimulierendes Verhalten. Ich benutze den englischen Begriff, da er das Verhalten und das damit verbundene Gefühl sehr gut trifft. Im Diagnosehandbuch ist es unter der Bezeichnung »stereotype und repetitive motorische Manierismen« zu finden und zählt zu den Kernsymptomen des Autismus-Spektrums. Diese Verhaltensweisen umfassen repetitive Bewegungen wie, um nur drei Beispiele zu nennen, wippen, schaukeln oder sich im Kreis drehen. Die Möglichkeiten sind nahezu endlos.

Stimming ist ein heikles Thema, denn es ist jenes Verhalten, das Autismus nach außen hin sichtbar macht. Und gerade die schwerwiegenden Autismus-Formen sind nicht zuletzt wegen dieses Verhaltens für die Angehörigen so herausfordernd. Worin besteht also die Stärke?

Von außen betrachtet, sind diese Verhaltensmuster Bewegungen ohne Sinn und Zweck. Wir Menschen sind gewohnt, dass Tätigkeiten einen Zweck erfüllen. Hin und her schaukeln erfüllt keinen offensichtlichen Zweck. Es sieht höchstens seltsam aus. Doch auch wenn das Verhalten keinen sichtbaren Zweck erfüllt, ist es alles andere als sinnlos. Stimming ist eine Art Erregungsregler, der hilft, Aufregung, Angst oder Nervosität zu beruhigen und zu dämpfen. Er kann aber genauso gut euphorisierend wirken und konzentrationssteigernd. Es kommt ganz auf die Grundstimmung an.

Nicht jeder Asperger zeigt dieses Verhalten, manche nur in der Kindheit. Andererseits betreiben auch nicht autistische Menschen eine Art von Stimming, etwa indem sie mit dem Stuhl wippen oder am Bleistift kauen, wenn sie nervös oder angespannt sind oder ihnen langweilig ist. Es beruhigt und entspannt. Das ist das Geheimnis des Stimmings: Der Zweck liegt allein in der Wirkung auf den eigenen Körper. Und diese Wirkung ist bei Autisten sehr viel ausgeprägter als bei Nicht-Autisten.

In dieser Wirkung liegt auch der Grund, warum man Stimming als eine verdeckte Stärke ansehen kann. Im Gegensatz zu vielen gesellschaftlich akzeptierten, aber ungesunden Methoden des Stressabbaus – man denke nur an Alkohol oder Nikotin – ist Stimming eine gesellschaftlich zwar nicht akzeptierte, aber weitgehend unbedenkliche Art, mit Anspannung, Nervosität und Stress umzugehen. (Das gilt jedoch nicht für jene gesundheitsgefährdenden Arten des Stimmings, die besonders bei schwerwiegenden Autismus-Ausprägungen vorkommen können.) Stimming entspannt, erhöht das Wohlbefinden und bietet auch eine einzigartige Methode der Konzentrationssteigerung. Es erfordert dabei nichts anderes als ein bisschen Privatsphäre. Solange es nicht im Übermaß betrieben und darauf geachtet wird, niemanden damit zu stören, kann man Stimming also durchaus als eine verdeckte Stärke betrachten.

Welche Schlussfolgerungen lassen sich ziehen?

Das Asperger-Syndrom ist mit zahlreichen Stärken und positiven Charaktereigenschaften verbunden. In der öffentlichen Wahrnehmung und der medizinischen Fachliteratur dominiert jedoch eine an Defiziten orientierte Darstellung.

Insbesondere die kognitiven Stärken, die detailorientierte Wahrnehmung und das unkonventionelle Denken bieten Aspergern großes Potenzial für Ausbildung und Berufsleben.

Zu den Stärken kommen aber immer auch Schwächen. Selbst eine hohe kognitive Leistungsfähigkeit geht mit schlechten sozialen Fähigkeiten und oft geringer praktischer Intelligenz einher. Viele Asperger sind aufrichtige und integre Menschen. Sie sind aber zumeist schlecht darin, dies auch zu zeigen.

Damit Betroffene, Arbeitgeber und letztlich die Gesellschaft von den Stärken des Asperger-Syndroms profitieren können, bedarf es geeigneter Rahmenbedingungen. Doch auch Betroffene selbst können dazu beitragen (siehe »Stärken, Schwächen und Erfolg« Seite 63).

Neurodiversität

Die allein an den Defiziten orientierte öffentliche Darstellung der autistischen Wesensart stößt zunehmend auf Widerstand in der autistischen Community. Insbesondere Menschen mit Asperger empfinden sich vielfach nicht als defizitär, sondern ganz einfach als anders. Behindert fühlen sie sich vor allem durch den ständigen Anpassungsdruck und die fehlende Akzeptanz der Gesellschaft. Sie verstehen Autismus als Teil ihrer Persönlichkeit und wollen akzeptiert werden für das, was sie sind, ein gleichberechtigtes Mitglied der Gesellschaft.

Auch die von den USA ausgehende Neurodiversitätsbewegung versucht einen Blickwinkel zu schaffen, der das Asperger-Syndrom als natürliche Variation mit spezifischen Stärken und Schwächen statt als Einschränkung betrachtet. Das Symbol der Bewegung ist ein Unendlichkeitszeichen in Regenbogenfarben, um die Bandbreite der menschlichen Vielfalt zu betonen. Am 18. Juni wird zudem der Autistic Pride Day begangen, der für Empowerment und Anerkennung in der Gesellschaft wirbt.

Die Neurodiversitätsbewegung hat dabei vorrangig das Asperger-Syndrom im Blick. Dennoch versteht sich das einflussreichste Sprachrohr dieser Bewegung, die Selbstvertretungsorganisation ASAN (Autistic Self Advocacy Network), nicht nur als Sprachrohr von Asperger-Betroffenen, sondern als Interessenvertretung aller Autisten, ob mit oder ohne Spracheinschränkung bzw. Intelligenzminderung. Ihr Motto lautet: »Nichts über uns ohne uns.« Drei Anliegen stehen dabei im Mittelpunkt ihrer Forderungen. Erstens der Stigmatisierung und negativen Zuschreibung entgegenzuwirken. Zweitens eine hohe Lebensqualität für alle Betroffenen zu erreichen. Und drittens Unterstützung und Hilfe anzubieten, anstatt Prävention oder »Heilung« anzustreben.

Es ist höchste Zeit für mehr Akzeptanz in der Gesellschaft. Erst eine Gesellschaft, die autistische Menschen akzeptiert wie sie sind, wird auch von deren Fähigkeiten profitieren. Wie sagte schon die berühmte Autistin Temple Grandin: »Wenn die Welt nur aus sozial begabten Menschen bestehen würde, würden wir heute noch in Höhlen sitzen und dort miteinander plaudern.«[47] Hier liegt aber auch eine Gefahr im Umgang mit dem Konzept der Neurodiversität: dass der Blick zu sehr auf Fähigkeiten und Talente gerichtet ist und tatsächliche Probleme negiert werden. Toxisches Schönreden ist nicht besser als zwanghaftes Schlechtreden. Viele Menschen im Autismus-Spektrum leiden enorm unter ihren Besonderheiten, das gilt auch für Menschen mit Asperger. Und nicht jeder hat besondere Talente oder ist in der Lage, dem Leistungsgedanken zu entsprechen. Menschlich wird eine Gesellschaft erst dann, wenn sie jeden Menschen als Mensch akzeptiert und wertschätzt, und zwar unabhängig von dessen Fähigkeiten oder Talenten.

Kapitel 5: Stärken stärken

Alle Menschen, ob nun mit oder ohne Asperger-Syndrom, haben Stärken und Schwächen. Erfolgreich sind jedoch vor allem jene Personen, denen es gelingt, ihre Stärken zu nutzen, ohne durch ihre Schwächen ausgebremst zu werden.

Asperger-Betroffenen wird genau das allerdings oft schwer gemacht. Was können Arbeitgeber, aber auch die Betroffenen selbst, tun, damit Menschen mit Asperger durch ihre Leistungen glänzen können, statt durch ihre Eigenheiten behindert zu werden? Nachfolgend ein paar Hinweise und Tipps, wie das am besten gelingen könnte. Ich habe mir dabei von mehreren Quellen einige Ideen geholt.[48, 49, 50, 51]

Stärken, Schwächen und Erfolg

Wie das vorherige Kapitel gezeigt hat, geht das Asperger-Syndrom entgegen der öffentlichen Wahrnehmung mit einer ganzen Reihe an Stärken und positiven Charakterzügen einher. Asperger ist aber gleichzeitig mit Schwächen verbunden und bedeutet sehr oft ein Leben voller Schwierigkeiten, Zurückweisung und Probleme. So arbeiten Asperger-Betroffene häufig unter Qualifikationsniveau, die Arbeitslosigkeit ist hoch. Viele haben weder Partner noch Kinder und oft keine oder nur wenige Freunde. Da lässt sich nichts beschönigen: Die allgemeine Prognose für ein geglücktes Leben ist relativ düster.

Entscheidend ist allerdings nicht, wie hoch die Chance auf Lebensglück im Allgemeinen ist. Es kommt auf die individuelle Lebenssituation an. Es gibt auch Menschen mit Asperger, die mit ihrem Leben zufrieden sind. Asperger, die Karriere gemacht haben, die glücklich verheiratet sind, Kinder haben. Andere haben jedoch weniger Glück, die Statistiken zeugen davon. Doch auch wenn man an allgemeinen Statistiken zu Arbeitslosigkeit, Familienglück und Beziehungen nichts ändern kann, die eigene Situation lässt sich beeinflussen. Darum geht es in diesem Kapitel.

Lebensziele

Wer immer etwas an der eigenen Lebenssituation ändern will, zu Beginn steht eine Bestandsaufnahme:

1. Was will ich im Leben erreichen, was sind meine Lebensziele? Die üblichen Lebensziele umfassen dabei meist Ausbildung, Beruf, Partnerschaft, Familie und Freunde. Die Liste kann natürlich beliebig verändert werden.
2. Welche dieser Ziele habe ich erreicht, welche nicht? Wichtig ist, die Ziele konkret zu benennen und zu priorisieren. Welche Ziele liegen mir besonders am Herzen, wobei kann ich Abstriche machen?

Der nächste Schritt ist, sich bewusst zu machen, was man bereits geschafft und erreicht hat, und das entsprechend zu würdigen. Denn unabhängig davon, was gelungen ist, eines ist sicher: Für jemanden mit Asperger ist es sehr viel schwieriger, Lebensziele zu erreichen, als für jemanden ohne Asperger. Von Menschen im Autismus-Spektrum wird erwartet, in einer Welt zu funktionieren, die ganz auf nicht autistische Menschen zugeschnitten ist. Das ist herausfordernd. Daher gilt: Was immer geglückt ist, egal was es ist und wie unbedeutend es auch sein mag, es ist ein kleiner Sieg.

Schließlich zu den entscheidenden Fragen: Was will ich erreichen und wie kann das gelingen? Dazu braucht es eine weitere Bestandsaufnahme:

1. Was sind meine ganz persönlichen Stärken? Was kann ich besser als andere?
2. Welche dieser Stärken kann ich nutzen, um meine Ziele zu erreichen?
3. Wo liegen meine Schwächen? An welchen Schwächen kann ich arbeiten, welche sind unüberwindlich?

Denn erfolgreich bin ich am ehesten dann, wenn ich in der Lage bin, meine individuellen Stärken zielorientiert einzusetzen, ohne dabei zu sehr durch meine Schwächen behindert zu werden.

Die Lebensziele zu definieren ist eine Aufgabe, bei der niemand helfen kann. Das muss jeder und jede für sich selbst abklären. Doch wie man auf dem Weg, diese Ziele zu erreichen, die eigenen Stärken effektiv einsetzt, ohne den Schwächen ausgeliefert zu sein, kann bis zu einem gewissen Grad erlernt werden. Ein erster wesentlicher Schritt ist es, die eigenen Stärken zu identifizieren, oder wie Tony Attwood es ausdrückt: »Es geht darum was ich kann, nicht darum, was ich nicht kann.«

Stärken erkennen

Auf den ersten Blick scheint es überflüssig, über das eigene Stärkenprofil nachzudenken. Wie das vorherige Kapitel gezeigt hat, ist bekannt, welche Stärken das Asperger-Syndrom mit sich bringt. Doch auch wenn bestimmte Stärken und Fähigkeiten typisch für Asperger sind, lässt diese Tatsache allein noch keine Rückschlüsse auf die individuelle Situation zu. Man kann es nicht oft genug betonen: Menschen sind unterschiedlich. Wie alle anderen Menschen haben auch Asperger ihre ganz eigenen, individuellen Stärken. Die gilt es zu erkennen.

Das ist leichter gesagt als getan, denn da kommt oft der eigene Ableismus (das ist die Beurteilung eines Menschen anhand seiner Fähigkeiten) dazwischen. Viele Asperger, besonders, wenn sie erst später im Leben diagnostiziert wurden, sind in einem Umfeld aufgewachsen, in dem Autismus als etwas Fremdartiges galt, das nichts mit der eigenen Person zu tun hat. Zudem waren die Zuschreibungen meist so negativ, dass schon die Möglichkeit, selbst betroffen zu sein, undenkbar schien. Nach der Diagnose befindet man sich dann plötzlich in der Lage, den Standpunkt wechseln zu müssen. Autisten sind auf einmal nicht mehr die »anderen«. Man gehört selbst dazu. Das allein ist schon herausfordernd genug. Noch schwieriger ist es, die verinnerlichten Vorurteile zu ignorieren und sich selbst wertfrei zu beurteilen.

Ein wesentliches Problem dabei ist es, die eigene Voreingenommenheit zu überwinden. Diese Voreingenommenheit gegenüber Autismus mündet bei vielen Betroffenen in einem Gefühl, weniger wert zu sein als andere. Dieses Gefühl hat nicht nur keine Berechtigung, es kann auch zu einem großen Problem werden.

Menschen im Autismus-Spektrum, egal wo sie sich im Spektrum befinden, sind in erster Linie Menschen wie alle anderen auch. Sie haben zwar ihre Eigenheiten, das macht sie aber nicht weniger menschlich. Und sie sind deshalb nicht weniger wert. Es ist entscheidend, sich dessen bewusst zu sein. Denn ein angeknackstes Selbstwertgefühl hat großes Potenzial, beruflichem Erfolg wie auch privatem Glück im Weg zu stehen. Mangelnder Selbstwert führt etwa dazu, dass jede noch so kleine Kritik überbewertet wird und sofort die eigene Person in Frage stellt. Es geht dann nicht mehr um ein bestimmtes Verhalten, das möglicherweise, objektiv gesehen, verbesserungswürdig ist. Hier könnte die Kritik sehr konstruktiv genutzt werden. Es geht plötzlich darum, sich als Person angegriffen zu fühlen. Man fühlt sich nicht akzeptiert und blockt ab. Das ist weder im Beruf noch im Privaten hilfreich.

Nur wem es gelingt, sich selbst zu akzeptieren und Kritik anderer anzunehmen, ohne dass der eigene Selbstwert darunter leidet, wird in der Lage sein, die eigenen Besonderheiten vorurteilsfrei zu ergründen. Selbstakzeptanz und die Verinnerlichung der Erkenntnis, dass man genau so viel wert ist wie alle anderen auch, ermöglichen es erst, die eigenen Stärken zu erkennen und adäquat einzuordnen. Und daran zu arbeiten, diese Stärken auch effektiv einzusetzen.

Stärken nutzen

Richtig eingesetzt, stellen die typischen Stärken von Menschen mit Asperger ein nicht zu unterschätzendes Potenzial für Unternehmen und die Gesellschaft als Ganzes dar. Es gibt mittlerweile Firmen, die sich auf die Nutzung der speziellen Fähigkeiten von Menschen im Autismus-Spektrum spezialisiert haben (siehe unten). Eine geringere Arbeitslosigkeit als Folge dieser Initiativen nutzt auch der Gesellschaft. Als noch wertvoller für die Gesellschaft kann sich aber die unkonventionelle Art des autistischen Denkens herausstellen. Unzählige bedeutende Fortschritte wären ohne den Mut und die Fähigkeit zu unkonventionellen Lösungsansätzen niemals erzielt worden.

Am meisten profitiert natürlich jede Person selbst von ihren ganz persönlichen Stärken und Fähigkeiten. Das gilt für Menschen mit und ohne Asperger gleichermaßen. Für autistische Menschen ist es aber in der Regel schwieriger, die eigenen Stärken produktiv einzusetzen. Wie kann es dennoch gelingen? Hier gibt es zweierlei zu bedenken. Erstens: Wie kann ich meine Stärken selbst am effektivsten nutzen? Zweitens: Was benötige ich, damit das gelingt?

Was kann ich selbst tun?

Der entscheidende Schritt ist, darauf zu achten, in einem Bereich tätig zu sein, in dem die persönlichen Stärken auch wirklich zur Geltung kommen. Das kann genauso gut die Fähigkeit, monotone Routineaufgaben ausdauernd und fehlerfrei zu erledigen, wie auch eine intellektuelle Stärke sein. Wie immer die persönlichen Stärken auch geartet sein mögen, es gilt, sie so gut wie möglich einzusetzen und mithilfe dieser Stärken und dem entsprechenden Einsatz ein gutes Ergebnis zu erzielen. Solange die Resultate stimmen, werden auch soziale Ungeschicklichkeiten eher verziehen.

Gute Resultate zu liefern birgt allerdings auch Gefahren und kann unter Umständen die Missgunst anderer oder deren Unverständnis auslösen: Wie kann es sein, dass jemand in einem Bereich sehr gut ist und in anderen Bereichen so ungeschickt?

Die Stärken lassen sich auch nutzen, um persönliche Schwächen zu kompensieren. Wie im vorherigen Kapitel beschrieben, gehört etwa die Schwierigkeit, sich auf Aufgaben zu konzentrieren, an denen kein besonderes Interesse besteht, zu den klassischen Schwächen von Asperger-Betroffenen. Doch ihre oft hohe Konzentrationsfähigkeit kann dabei helfen, die ungeliebte Aufgabe, sobald der Zeitdruck hoch ist, trotzdem rechtzeitig zu erledigen.

Alle Bemühungen, die eigenen Stärken möglichst zielorientiert einzusetzen, können aber dennoch ins Leere laufen, wenn das Umfeld nicht stimmt. Neben der Frage, was ich selbst tun kann, steht daher immer auch die Frage, welche Bedingungen ich benötige, um die eigenen Stärken ausspielen zu können.

Was benötige ich?
Die richtige Umgebung trägt entscheidend dazu bei, ob es die persönlichen Stärken sind, die auffallen, oder vor allem die Schwächen. Ein unterstützendes Umfeld, das auf Schwierigkeiten Rücksicht nimmt, ist dabei äußerst hilfreich. Mitten im lärmenden Großraumbüro wird es selbst den begabtesten Aspergern schwerfallen, durch ihre kognitiven Stärken zu glänzen. Oft müssen sie bereits all ihre Energie aufwenden, in diesem Umfeld auch nur einigermaßen zu funktionieren. Erst in einer ruhigen Umgebung können sie sich auf ihre Stärken konzentrieren und die entsprechende Leistung erbringen. Was dabei die richtigen Umstände sind, muss jeder für sich selbst herausfinden. Wieder sind die individuellen Unterschiede groß. Was manchen nicht einmal auffällt, stellt für andere ein unüberwindliches Hindernis dar.

So ist es der erste Schritt, sich klarzumachen, welches Umfeld nötig ist, um eine gute Leistung erbringen zu können. Und davon ausgehend zu überlegen, was man tun kann, um ein entsprechendes Umfeld vorzufinden. Klarerweise lässt sich das nur bis zu einem gewissen Grad beeinflussen. Vieles ist vorgegeben und lässt sich nicht ändern. Daher ist es sinnvoll, sich diese Gedanken frühzeitig zu machen, und bereits bei der Suche nach einem Job oder einer Ausbildungsstätte zu berücksichtigen. So kann zum Beispiel die Schule danach ausgewählt werden, ob diese eher versucht, Begabungen zu fördern, oder allein danach trachtet, Defizite auszugleichen. Hier ist der erste Zugang sicher vielversprechender, da die meisten Karrieren von Menschen mit Asperger erfahrungsgemäß vor allem auf deren Begabungen und Interessen basieren.

Doch auch in einem vorgegebenen Umfeld kann man die Umstände manchmal ein wenig zu seinen Gunsten abändern. Das geht zwar nicht immer, wo es möglich ist, ist es allerdings zweckmäßig, es zu versuchen. So kann man einem störenden Arbeitsumfeld vielleicht durch Verlegung des Arbeitsplatzes, Kopfhörer oder durch Home-Office entkommen. Vielleicht kann auch eine Übereinkunft erzielt werden, ergebnisorientiert arbeiten zu dürfen. Das lässt dann mehr Spielraum zu, wann, wo und wie man zu den Ergebnissen gelangt. Auch in Schule und Studium können ähnliche Vereinbarungen hilfreich sein.

Schließlich ist es noch wichtig, zu überlegen, wo zusätzlich Unterstützung und

Hilfe nötig sind, sich darum zu bemühen und diese dann auch anzunehmen. Das bringt mich zum nächsten Punkt. Denn ebenso wesentlich wie die Ergründung des eigenen, ganz persönlichen Stärkenprofils ist, sich bewusst zu machen, wo die eigenen Schwächen liegen. Wobei habe ich Schwierigkeiten? Was fordert, was überfordert mich?

Schwächen erkennen

Es lässt sich nicht leugnen: Das Asperger-Syndrom ist nicht nur mit Stärken verbunden. Auch wenn eine rein defizitorientierte Darstellung an der Wirklichkeit vorbeigeht. Die Schwächen und oft großen Schwierigkeiten, die mit Asperger einhergehen, zu ignorieren, ist genauso realitätsfern. Diese Erkenntnis hat ganz praktische Folgen. Denn man kann die eigenen Stärken nur dann effektiv einsetzen, wenn einen die eigenen Schwächen nicht daran hindern. Um Lebensziele zu erreichen, ist es daher nicht nur wichtig, die persönlichen Stärken zu kennen, sondern auch die Schwachstellen zu identifizieren. Dabei ist wichtig, sich sehr konkret zu überlegen:

- Was sind meine grundsätzlichen Schwächen?
- Wo liegen meine ganz besonderen Schwachpunkte?
- Wobei habe ich immer wieder Schwierigkeiten?
- Was genau überfordert mich?

Erst wenn man sich der Probleme bewusst ist und sie auch benennen kann, kann man in einem nächsten Schritt überlegen:

- Welche dieser Schwächen kann ich überwinden?
- Wogegen sollte ich ankämpfen?
- Was lässt sich nicht ändern?
- Welche Schwierigkeiten lassen sich nur mit entsprechender Unterstützung vermeiden? Dazu muss ich dann noch abklären, welche konkreten Unterstützungsmaßnahmen in welcher Situation nötig bzw. hilfreich sind.

Wie die Stärken, sind auch die Schwächen und Überforderungen individuell verschieden. Dennoch gibt es Gemeinsamkeiten. Eine Schwäche, die bei allen Menschen im Autismus-Spektrum mehr oder weniger ausgeprägt zu finden ist – sie ist ein entscheidendes Diagnosekriterium – ist die Schwierigkeit im sozialen Umgang. Leider ist das jener Schwachpunkt, der die Erfolgschancen stärker beeinträchtigt als jede andere vergleichbare Unzulänglichkeit. Es ist dem sozialen Wesen des Menschen geschuldet, dass Erfolg oft weniger von der objektiven Leistung abhängt als vom sozialen Geschick. Menschen urteilen eher nach sozialen Erwägungen als nach rationalen Überlegungen. Wer sozial nicht mithalten kann, ist klar im Nachteil.

Sozialverhalten

Soziale Schwächen zeigen sich vor allem im Kontaktverhalten. Gerade das

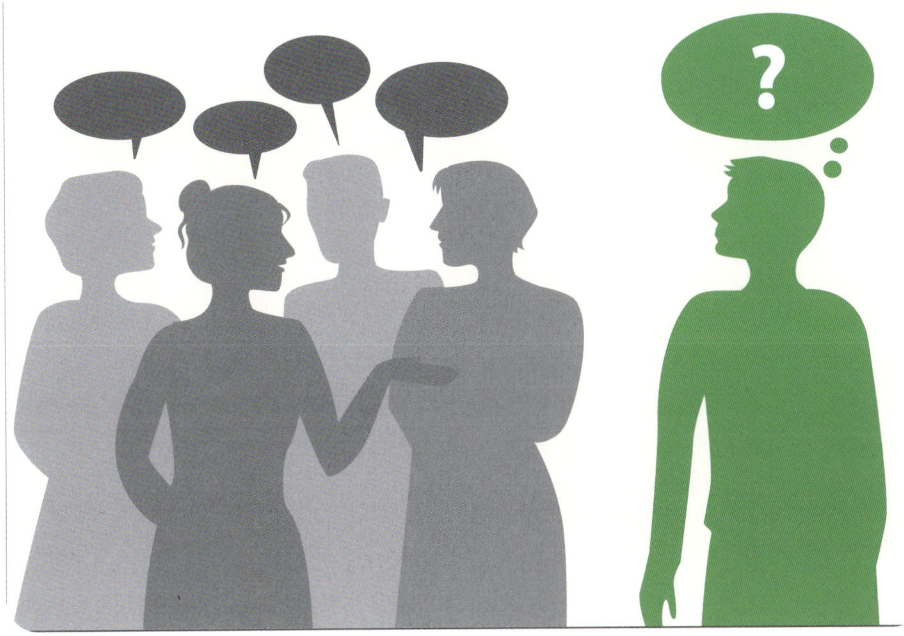

Probleme beim Sozialverhalten

ungezwungene Zusammensein in Pausen und Freizeit bereitet große Schwierigkeiten. Autistischen Menschen fällt es meist schwer, auf andere zuzugehen, sie beherrschen die ungeschriebenen Regeln der Kontaktaufnahme nicht. Auch Small Talk liegt ihnen nicht. Der Austausch von Komplimenten, sogar das Grüßen, kann Probleme bereiten. Es fehlt das Verständnis dafür, dass nicht autistische Menschen Freundlichkeit vortäuschen, auch wenn sie diese nicht ehrlich meinen. Diese sozialen Probleme wurzeln zumindest zum Teil in Kommunikationsdefiziten. Insbesondere die nonverbale Kommunikation ist bei Menschen im autistischen Spektrum häufig beeinträchtigt. Dadurch fällt es ihnen schwer, die Gedanken und Absichten des Gegenübers richtig zu deuten, und auch die eigenen Bedürfnisse ausreichend zu kommunizieren.

Wenn es dennoch gelingt, Kontakte und Freundschaften zu schließen, fällt es Menschen im Autismus-Spektrum in der Regel schwer, diese auch aufrechtzuerhalten. All diese Schwierigkeiten führen schließlich zu sozialem Rückzug. Ein Teufelskreis. Denn dann geht die Übung im sozialen Miteinander zusätzlich verloren. Das Hauptproblem ist aber das Fehlen eines sozialen Netzwerks. Ein Netzwerk aus Freunden und Bekannten ist oft die entscheidende Zutat für beruflichen

Erfolg. Es bietet Unterstützung und ist häufig eine wichtige Informationsquelle. Viele Asperger fragen sich manchmal, woher andere Menschen vieles wissen, wovon sie selbst noch nie gehört haben: sie wissen es von Freunden, Bekannten und deren Bekannten. Dabei handelt es sich oft um ganz praktische Dinge. Vielfach geht es aber auch um günstige Gelegenheiten, Jobchancen und dergleichen. Wer davon nichts weiß, bleibt außen vor.

Stress

Neben den sozialen Schwierigkeiten ist der Umgang mit Stress eines der größten Probleme, mit denen Menschen im Autismus-Spektrum zu kämpfen haben. Bereits der normale Alltag kann für Asperger stressig sein. Unser Alltag ist in der Regel durch Sozialkontakte und Kommunikation geprägt, beides Bereiche, die für Autisten ein hohes Maß an Konzentration und damit Stress bedeuten. Zusätzlichen Stress erfahren sie durch ihre besondere Art der Sinneswahrnehmung. Viele Reize werden als zu stark und störend empfunden. Manche finden zum Beispiel die Neonbeleuchtung extrem unangenehm, andere ertragen einzelne Geräusche nicht, wieder andere können beides nicht ertragen. Auch eng sitzende Kleidung wird oft als unerträglich empfunden. Zum sozialen Stress kommt daher vielfach Stress durch sensorische Überforderung.

Ein weiterer Stressfaktor ist der Umgang mit Veränderungen. Flexibilität und ein geschmeidiger Umgang mit Überraschungen und unerwarteten Ereignissen gehört auch nicht zu den Stärken von Asperger-Betroffenen. Sobald etwas anders abläuft als erwartet, verursacht es Stress. Bereits die Angst vor Unerwartetem, vor sozialen Herausforderungen oder Überreizung kann zusätzlichen Stress hervorrufen. Stress, der die Bewältigung dieser Herausforderungen noch zusätzlich erschwert. So entsteht eine Negativspirale, die sich selbst immer weiter verstärkt.

Um diesem Teufelskreis entkommen zu können, ist es vorab wichtig zu wissen, wo die Schwierigkeiten herkommen, worin also die Ursachen für die Probleme autistischer Menschen liegen.

Woher kommen die Probleme?

Die sozialen Schwierigkeiten und der damit verbundene Stress von Menschen im Autismus-Spektrum rühren zum Teil daher, dass sie sich im Gegensatz zu Nicht Autisten die sozialen Regeln intellektuell erarbeiten müssen. Sie müssen sich im sozialen Umgang ständig bewusst darauf konzentrieren, den ungeschriebenen sozialen Gesetzmäßigkeiten, die andere intuitiv erfassen, zu entsprechen. Das ist auf Dauer nicht nur ausgesprochen anstrengend. Der Versuch, auf rein intellektueller Ebene jene soziale Leichtigkeit zu erreichen, die nicht autistischen Menschen in die Wiege gelegt ist, ist aussichtslos. Es bleibt bei einem mehr oder weniger gelungenen Anpassungsversuch, der bei einfachen sozialen Gelegenheiten noch ausreichen kann, in komplexeren sozialen Situationen aber fast immer zum Scheitern verurteilt ist.

> *» Ich glaube eine Möglichkeit, Autismus zu verstehen, ist, sich vorzustellen, in einem fremden Land zu sein, in dem man die Sprache nicht oder nur schlecht beherrscht. «* [52]
>
> *Charles*

Soziale Entwicklung

Nicht autistischen Menschen fällt das soziale Miteinander viel leichter, weil sie bereits von frühester Kindheit an darauf programmiert sind, sich auf ihre Mitmenschen zu konzentrieren und das eigene Verhalten gegenseitig abzustimmen: was sie tun, wie sie reagieren, worauf sie achten, wie sie sich in verschiedenen Situationen verhalten. In einem gegenseitigen Wechselspiel lernen Kinder die sozialen Spielregeln, sodass sie diese schließlich intuitiv, ohne sich dessen auch nur bewusst zu sein, anwenden können. Diese Entwicklung findet bei autistischen Menschen nicht oder zu wenig statt. Ihnen fehlt die automatische Hinwendung zu sozialen Signalen von Geburt an, und somit verpassen sie jenen entscheidenden Lernprozess, der bei nicht autistischen Kindern schon im Säuglingsalter beginnt. Ein Versäumnis, das später auch durch intellektuelle Anstrengungen nicht mehr wettzumachen ist.

Zu den Unterschieden der sozialen Entwicklung kommt eine abweichende Entwicklung der persönlichen Interessen. Wer nicht auf die sozialen Signale der Mitmenschen achtet, entwickelt oft Vorlieben, die sich von jenen der anderen unterscheiden. Das soziale Miteinander leidet darunter noch zusätzlich. Denn ungewöhnliche Interessen rufen immer auch Befremden hervor. Noch viel problematischer ist aber die fehlende Gemeinsamkeit der Interessen und Neigungen. Gemeinsames Erleben und Empfinden ist ein zentrales Element des Zusammengehörigkeitsgefühls. Hier auszuscheren und die gemeinsamen Interessen und Empfindungen nicht zu teilen, führt automatisch zu einem Ausschluss. Zu dieser Gruppe gehört man nicht dazu. Hinzu kommt oft die Verwirrung, warum die eigenen Empfindungen und jene der Mehrheit so stark divergieren. Manche Autisten werden damit reagieren, die eigenen Vorlieben als nicht akzeptabel zu bewerten, als etwas, dem man sich nur im Verborgenen widmen kann. Andere stehen zu ihren Vorlieben und verstehen nicht, warum sie damit anecken. Dem besseren sozialen Verständnis ist beides nicht zuträglich.

Sinneswahrnehmung

Doch nicht nur die Interessenslagen von Menschen mit Asperger weichen vom Mainstream ab. Auch die Sinneswahrnehmung unterscheidet sich von jener der nicht autistischen Mehrheit. Und das ist nicht minder verwirrend. Ähnlich wie die Entwicklung eines intuitiven sozialen Verständnisses entwickeln nicht autistische Menschen ein Selbstverständnis, dass die eigenen Sinneswahrnehmungen jenen der Mitmenschen entsprechen. Wird etwas als zu laut oder zu grell empfunden, gehen sie davon aus, dass alle anderen das ähnlich empfinden. Da diese Übereinstimmung von Kindheit an immer wieder bestätigt wird, entwickeln sie eine vollkommene Selbstsicherheit gegenüber den eigenen Wahrnehmungen.

Auch hier erleben Menschen im Autismus-Spektrum eine andere Welt. Wie bereits erwähnt, werden viele Sinneseindrücke stärker wahrgenommen und die Fähigkeit, unwesentliche Eindrücke herauszufiltern, ist nur schwach ausgeprägt. So prasseln zu viele, zu intensive Sinneseindrücke auf einmal ein. Stress und Überforderung sind die Folge. Die Reaktion der Mitmenschen ist aber eine ganz andere. Sie empfinden die Sinneseindrücke als normal und in keiner Weise überfordernd. Solange sich die autistische Person der Ursachen ihrer Überempfindlichkeit nicht bewusst ist, kann dieses Missverhältnis am Selbstwert und am Selbstbewusstsein zehren: Wenn alle anderen das aushalten, muss ich das auch können. Sie übersehen dabei, dass die anderen gar nichts aushalten müssen.

Gefühle und Emotionen

Schließlich weichen auch die Gefühle und Emotionen vom üblichen Muster ab. Asperger kämpfen manchmal mit Wutausbrüchen und Panikattacken aus von außen betrachtet relativ nichtigen Anlässen. Meist sind diese Ausbrüche Ausdruck von Stress und Überforderung in Situationen, die von nicht autistischen Menschen nicht als herausfordernd erlebt werden. Insbesondere sozialer Stress und Überreizung können zu solchen Überreaktionen führen, die für Nicht Autisten nicht nachvollziehbar sind. Unverständnis und Ablehnung sind die Folge. Doch die eigentlichen Probleme gehen noch tiefer.

Die Hauptfunktion von Gefühlen und Emotionen ist es, unser Verhalten zu steuern. Ähnlich wie das bei den Sinneseindrücken der Fall ist, erfahren nicht autistische Menschen von frühester Kindheit an Bestätigung, dass sie vergleichbare Situationen im Grunde ähnlich empfinden wie ihre Mitmenschen. In Verbindung mit der Entwicklung ihres sozialen Kompasses schaffen sie somit ein Instrumentarium aus sozialer Intuition und Einordnung der eigenen Emotionen, welches ihnen einen verlässlichen Leitfaden für angemessenes Verhalten liefert. Dieses Instrumentarium läuft ganz unbewusst im Hintergrund ab.

Menschen im Autismus-Spektrum fehlt dieses Instrumentarium. Sie erfahren die Bestätigung, dass die eigenen Emotionen und Empfindungen von anderen geteilt werden, nur selten oder gar nicht. Sie machen im Gegenteil immer wieder die

Erfahrung, dass sie Situationen völlig anders empfinden, oder zumindest, dass das Ausmaß ihrer Gefühle unangemessen, entweder zu stark oder zu gering, ist. Es fällt ihnen auch aus diesem Grund schwer, die Emotionen anderer richtig zu deuten und entsprechend darauf zu reagieren. So lernen sie, anders als ihre nicht autistischen Mitmenschen, dass sie sich auf ihre Gefühle nicht verlassen können, um ihr Verhalten den Erwartungen gemäß zu steuern. Es fehlt ihnen nicht nur die soziale Intuition, sondern auch die Gewissheit, auf die eigenen Emotionen als verlässlichem Leitfaden für ihr Verhalten vertrauen zu können. In einer Welt, in der selbstverständlich erwartet wird, dass sich jeder auf seine Intuition und Gefühle verlassen kann, um sich sozial angemessen zu verhalten, können Autisten, die weder über soziale Intuition noch über einen angemessenen Gefühlskompass verfügen, sozial nur scheitern. Was sie bekanntermaßen oft tun.

Umgang mit den Schwächen

Was können Asperger tun, damit sie trotz ihrer Schwächen die eigenen Möglichkeiten ausreizen können? Auch wenn sich die Schwächen selbst kaum ändern lassen, im Umgang damit gibt es einigen Spielraum.

Wie schon bei den Stärken ist der erste entscheidende Punkt, die ganz persönlichen Schwächen zu identifizieren. Ich kann erst versuchen gegenzusteuern, wenn ich mir meiner Schwachpunkte auch bewusst bin. Dabei ist es wichtig zu differenzieren, gegen welche meiner persönlichen Schwächen ich auch wirklich ankämpfen kann, und was sich beim besten Willen nicht ändern lässt. Und sich zudem klarzumachen, welche der Schwächen die größten Probleme verursachen und diesen Schwachpunkten dann, soweit möglich, besonders entgegenzuwirken. So kann man beispielsweise versuchen, etwas proaktiver im Sozialverhalten zu sein oder an kommunikativen Defiziten zu arbeiten. Wenn der direkte Umgang zu schwerfällt, kann man auf das Internet ausweichen, hier gibt es verschiedene Möglichkeiten, zum Beispiel Internetforen. Wichtig ist vor allem die Bereitschaft, sich darauf einzulassen.

Wichtig ist auch, Schwierigkeiten durch unüberlegte Handlungen nicht noch zusätzlich zu verschlimmern. Wenn etwas schiefgelaufen ist, sollte man möglichst vermeiden, die kritische Situation durch eine unbedachte Reaktion noch weiter zu verschärfen. Ein Beispiel: Ich habe mich sozial ungeschickt verhalten und mein Gegenüber reagiert verärgert. Der erste Impuls in solch einer Situation ist häufig, die Schuld beim anderen zu suchen und im Gegenzug selbst mit Ablehnung zu reagieren. Aus einer nur kurzfristig angespannten Situation kann so leicht eine dauerhafte Beschädigung der Beziehung werden. Das kann nicht im eigenen Interesse sein. Besser wäre es, sich zu entschuldigen oder zumindest bei der nächsten Gelegenheit zu versuchen, die Wogen zu glätten.

Dabei ist auch wichtig, die Situation nicht überzubewerten. Vielfach geht es bei solchen Missverständnissen ja nur um Kleinigkeiten und am nächsten Tag wäre ohnehin alles vergessen. Leider neigen Asperger dazu, Situationen wesentlich negativer zu erleben als sie es tatsächlich sind. Lappalien können sich dann wie der Weltuntergang anfühlen. Das macht es sehr schwierig, angemessen zu reagieren. Hier könnte helfen, innezuhalten und die Situation mit zeitlichem Abstand neu zu bewerten. Oft zeigt sich dann, dass alles nur halb so schlimm war.

Wissen um die Ursachen

Hilfreich beim Umgang mit den Schwachpunkten ist zudem das Wissen um ihre Ursache. Man ist den eigenen Schwächen viel weniger ausgeliefert, wenn einem klar ist, warum man in dieser Hinsicht mehr Schwierigkeiten hat als andere. Denn, wenn man weiß, wo die Schwächen herrühren und erkennt, dass man nicht daran schuld ist, ist man beim Versuch, sie zu überwinden, wesentlich entspannter. Das erhöht die Erfolgsaussichten. So wird man im Bewusstsein, dass einem im Gegensatz zu den Mitmenschen die soziale Intuition fehlt, von Vornherein vorsichtiger agieren. Und noch wichtiger, man verzeiht sich seine Fehler eher und grübelt weniger lange über diese Fehler nach. Als Folge ist man in zukünftigen Situationen weniger verkrampft und daher höchstwahrscheinlich auch erfolgreicher.

Das gilt auch für die Unterschiede auf emotionaler Ebene. Sobald man sich im Klaren darüber ist, dass die eigenen Gefühle und Emotionen und jene der Mehrheit nicht immer übereinstimmen, läuft man weniger Gefahr, das eigene Verhalten zu sehr von diesen Gefühlen leiten zu lassen. Eine Falle, die leicht zu unangemessenem Verhalten führt.

Das Wissen, dass die Sinneswahrnehmung vom typischen Muster abweicht, bringt ebenfalls Erleichterung. Denn, wenn man davon ausgeht, dass alle anderen die Welt vergleichbar wahrnehmen, im Gegensatz zu einem selbst aber weder durch grelles Licht geblendet werden noch durch Geräusche oder zu viele gleichzeitige Eindrücke irritiert sind, ist das zumindest verwirrend. Man wird dann möglicherweise versuchen, die Irritation so lange zu unterdrücken, bis der Stress schließlich überhandnimmt, mit allen negativen Begleiterscheinungen. Sobald man hingegen weiß, dass die eigene Sinneswahrnehmung tatsächlich empfindlicher ist, man sich das also nicht nur einbildet, ist man eher bereit, die persönlichen Grenzen zu respektieren und kann so Überforderung und unnötigem Stress entgehen.

Aber auch wenn man über persönliche Stärken und Schwächen Bescheid weiß, und deren Ursachen kennt, gilt es, noch einige weitere Punkte zu beachten, damit es gelingt, die selbst gesteckten Ziele auch wirklich zu erreichen.

Strategien zum Erfolg

Erfolgreich werde ich nur dann sein, wenn die Ziele, die ich mir setze – sei es in Ausbildung, Beruf oder Privatleben – auch wirklich erreichbar sind. Es gilt die Kunst des Machbaren: sich realistische Ziele setzen und sich nach Möglichkeit immer nur auf ein Ziel auf einmal konzentrieren. An mehreren Fronten gleichzeitig zu kämpfen, ist auf die Dauer nur schwer durchzuhalten. Wenn ich mir zu viel auf einmal vornehme oder unrealistische Erwartungen habe, kann ich eigentlich nur scheitern. Das führt zu Frustration und untergräbt das Selbstvertrauen. Im Endeffekt werde ich schließlich weniger erreichen, als es theoretisch möglich wäre.

Auch auf dem Weg, diese Ziele zu erreichen, ist es wichtig, die Erfolgschancen realistisch einzuschätzen. Wenn etwas gut funktioniert, ein Job, eine Beziehung, was auch immer, ist es meist ratsam, dabei zu bleiben, ganz nach dem Motto: »Never change a winning system.« Denn in den meisten Fällen kommt nichts Besseres nach. Funktioniert es aber nicht so gut, ist es ebenso entscheidend, rechtzeitig die Reißleine zu ziehen und die Sache zu beenden. Menschen mit Asperger neigen mitunter dazu, zu lange an einer Sache festzuhalten, auch wenn sie bereits dysfunktional ist. Hier ist es wichtig, den Absprung zu finden und sich nach etwas Neuem umzusehen.

Welche Schlussfolgerungen lassen sich ziehen? Generell ist es naheliegend, dass die Erfolgschancen, die gesteckten Ziele zu erreichen, dann am höchsten sind, wenn es gelingt, die eigenen Stärken einzusetzen. Gerade bei der Berufssuche ist es daher ratsam, darauf zu achten, dass die persönlichen Stärken Vorteile bieten. Dabei sollte man aber auch die Schwächen nicht vergessen. Auch ausgeprägte Stärken nutzen nichts, wenn es Aspekte gibt, die nicht bewältigt werden können. Wie eingangs betont, liegt das Geheimnis des Erfolgs darin, dank der persönlichen Stärken und trotz der vorhandenen Schwächen die gesetzten Ziele zu erreichen.

Zuletzt noch drei Ratschläge, die zusätzlich hilfreich sein können.

Struktur und Routinen

Die exekutiven Funktionen zählen ebenfalls zu den Schwachpunkten autistischer Menschen. Darunter versteht man unter anderem das Planen und Koordinieren von Handlungen, das Steuern der Aufmerksamkeit, Prioritäten zu setzen, oder die Impulskontrolle. Schwächen in diesem Bereich führen häufig dazu, dass wichtige Aufgaben unerledigt bleiben. Ein Beispiel dafür ist, dass unangenehme Alltagstätigkeiten ewig aufgeschoben werden, beispielsweise die Wohnung in Ordnung zu halten oder die Schulaufgaben zu erledigen.

Ein Ratschlag, der Abhilfe schaffen kann, ist, den Tagesablauf möglichst genau zu strukturieren: Was tue ich wann? Klare Zeitpläne und »To-do«-Listen erleichtern nicht nur die Priorisierung der Aufgaben, ein strukturierter Tagesablauf schafft Routinen und gibt so Stabilität. Besonders wichtig dabei: Wenn ich weiß, was ich wann erledige, weiß ich gleichzeitig auch, was ich wann *nicht* erledige. Dadurch reduziert sich der Stresspegel enorm. Denn es bedeutet, dass ich mich heute nicht um die Aufgaben von morgen kümmern muss. Ich kann stattdessen abschalten und guten Gewissens entspannen, sobald ich die für heute geplanten Aufgaben erledigt habe.

Es ist auch ratsam, Alltagsroutinen zu entwickeln. Solche Routinen sind besonders dann hilfreich, wenn es darum geht, ungeliebte Alltagsaufgaben zu erledigen. Sobald diese Routinen erst einmal zur Gewohnheit geworden sind, erledigen sich die entsprechenden Tätigkeiten im Zuge dieser Gewohnheiten »fast wie von selbst«.

»To-do«-Listen und Alltagsroutinen

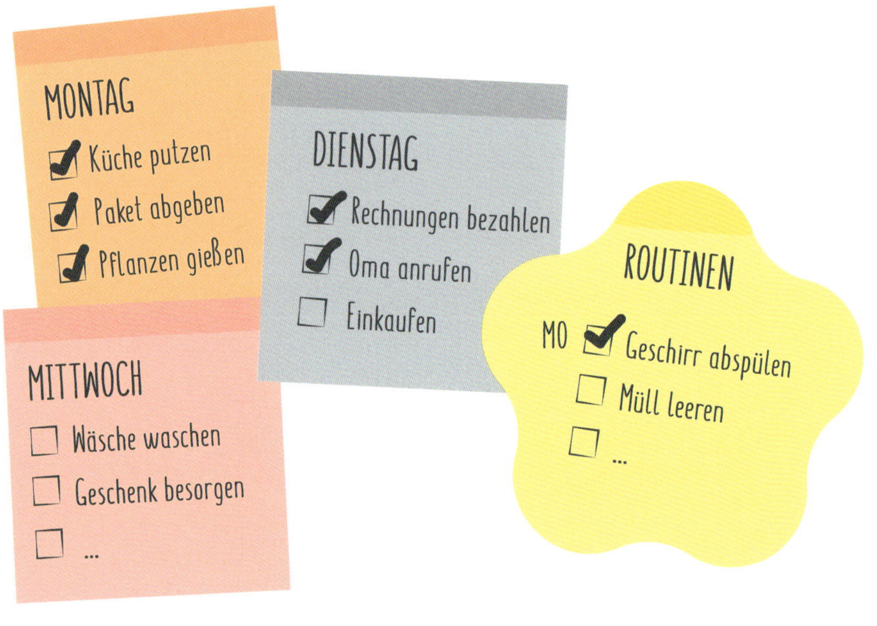

Überforderung und Erholung

Empfehlenswert ist auch, immer bereits beim Planen einer Aktivität die anschließende Erholung miteinzukalkulieren. Das bezieht sich nicht allein auf Arbeit oder Lernen. Wie man weiß, können Pausen die Effektivität der Arbeits- oder Lernleistung erheblich verbessern. Doch gerade für Menschen mit Asperger kann es ratsam sein, die nötige Erholung auch nach Sozialkontakten einzuplanen. Sozialkontakte bedeuten für viele Menschen im Autismus-Spektrum erheblichen Stress. Ohne anschließende Erholung kann das zu Überlastung und dementsprechend zu unangemessenem Verhalten oder Rückzug führen, beides keine Erfolgsstrategien im sozialen Miteinander. Was als erholsam empfunden wird, muss jeder für sich selbst herausfinden. Bei Befragungen unter Asperger-Betroffenen werden dabei häufig die Beschäftigung mit den persönlichen Interessen, Alleinsein oder physische Aktivität genannt.

Überforderung rechtzeitig vorzubeugen ist nicht nur bei Stress durch Sozialkontakte ratsam, sondern auch bei Stress durch störende Umweltreize. Für sensorischen Stress gilt wie für sozialen Stress: eine Überlastung am besten erst gar nicht geschehen lassen. Es gibt deutliche Anzeichen, die auf eine entsprechende Überforderung hindeuten. Wenn etwa die Empfindlichkeit gegenüber Geräuschen, Licht, Berührungen oder anderen Sinnesreizen zunimmt, die Konzentration zunehmend schwerfällt, man leicht reizbar wird, nervös oder irritiert. Dann ist es ratsam, sich fürs Erste aus der belastenden Situation zurückzuziehen, einen Gang zurückzuschalten. Denn, hat eine Überforderung bereits stattgefunden, dauert es meist wesentlich länger, bis man sich davon wieder erholt hat.

Unterstützung suchen

Eine andere Strategie, Überforderung zu vermeiden, ist rechtzeitig um Unterstützung und Hilfe zu bitten. Viele Probleme lassen sich nur mit Unterstützung lösen. Zu erkennen, wann man Hilfe benötigt und wen man um Unterstützung bitten kann, gehört neben einem ausgeprägten sozialen Netzwerk zu den Erfolgsgeheimnissen vieler Menschen. Nichts davon fällt Menschen mit Asperger leicht und nur wenige verfügen über ein entsprechendes soziales Netzwerk. Es gibt aber dennoch fast immer irgendjemanden, den man um Unterstützung ersuchen könnte.

Um Hilfe zu bitten fällt den meisten Menschen im Autismus-Spektrum generell schwer. Oft scheitert es aber daran, dass sie erst gar nicht auf die Idee kommen, dass sie Hilfe benötigen. Sie kommen gar nicht auf den Gedanken, dass man versuchen könnte, ein Problem auf eine andere Art zu lösen. Hier rächt sich zuweilen die Beharrlichkeit vieler Asperger. Sie halten an ihrer Problemlösungsstrategie fest, auch wenn sich diese als wenig zielführend erwiesen hat. Der wichtigste Schritt ist daher, sich aus dieser verengten Sicht zu befreien und anzuerkennen, dass es auch andere Lösungswege geben könnte. Erst im nächsten Schritt geht es dann darum, Unterstützungsmöglichkeiten zu überlegen und im dritten Schritt, sich zu überwinden und auch wirklich um Hilfe zu bitten. Eines ist sicher: Die Erfolgschancen werden dadurch steigen.

Maskieren

Maskieren ist ein Thema, das die meisten Menschen mit Asperger betrifft, wenn auch in unterschiedlichem Ausmaß. Besonders bei Mädchen und Frauen ist Maskieren weit verbreitet. Das ist einer der Gründe, warum sie oft so spät oder gar nicht diagnostiziert werden.

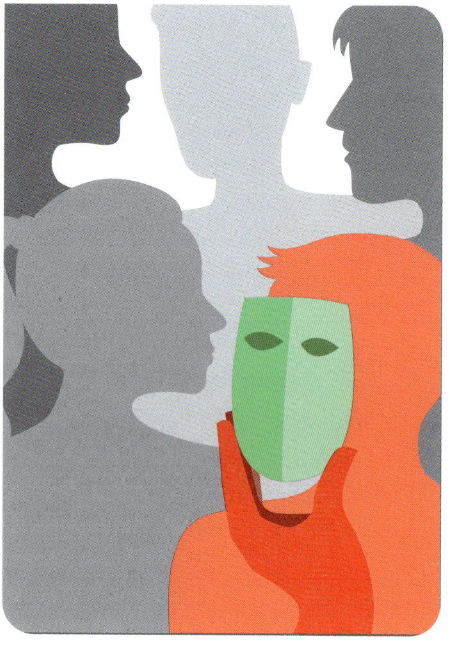

Maskieren mit einer »Nicht-autistisch«-Maske.

Doch was ist Maskieren? Darunter versteht man Strategien, die autistische Menschen aufwenden, um in der nicht autistischen Mehrheitsgesellschaft nicht aufzufallen. Sie tarnen sich und versuchen nach außen hin »nicht autistisch« zu wirken. Diese Strategien sind individuell und je nach Situation unterschiedlich. Sie lassen sich aber grob in zwei Kategorien einteilen. Einerseits sind es Versuche, nicht autistisches Verhalten zu imitieren. Dazu zählt, bewusst jene Verhaltensweisen zu zeigen, die unter nicht autistischen Menschen üblich sind: zum Beispiel Augenkontakt herzustellen, den gängigen Höflichkeitsregeln zu entsprechen, oder über allgemein beliebte Themen zu sprechen. Mädchen mit Asperger sind dabei oft besonders geschickt. Sie verstecken ihre Schwierigkeiten vielfach, indem sie versuchen, sozial erfolgreiche Kinder zur Gänze zu imitieren. Die zweite Kategorie ist das Bestreben, autistische Verhaltensweisen zu unterdrücken. All das zu verstecken, was eine Person als autistisch entlarven könnte. Dazu gehören etwa repetitive Verhaltensweisen (»stimming«), aber auch der Drang, über Interessen und Themen zu sprechen, die für andere vielleicht weniger spannend sind. Als Folge werden Betroffene dann vielfach als schüchtern angesehen, was sie im vertrauten Umfeld oft gar nicht sind.

Warum aber maskieren autistische Menschen? Ein wesentlicher Grund ist die Angst vor Ausgrenzung, sollte der Autismus bemerkt werden. Das gilt ganz besonders in Situationen, in denen einem die anderen Menschen nicht vertraut sind. Ebenso entscheidend ist der Wunsch, dazuzugehören. Denn letztlich geht es darum, Lebensziele zu erreichen: eine Ausbildung, einen Job, persönliche Beziehungen. Es spricht nicht für die Gesellschaft, dass autistische Menschen ihr wahres Selbst verleugnen müssen, nur um Ziele erreichen zu können, die für jeden selbstverständlich sein sollten. Dass Menschen im Autismus-Spektrum maskieren, zeigt, welchen Aufwand sie betreiben müssen, um akzeptiert zu werden. Manchen gelingt das so gut, dass ihnen das Asperger-Syndrom nicht geglaubt wird, denn sie verhalten sich dann nicht autistisch genug. Doch, sich den Autismus nach außen hin nicht anmerken zu lassen, ändert nichts daran, was im Inneren der Person vorgeht. Es ändert nichts daran, wie das Gehirn verdrahtet ist und wie es arbeitet. Maskieren bietet also nicht nur Vorteile. Es kann zu erheblichen Problemen führen, insbesondere dann, wenn es dauerhaft angewandt wird.

Sich ständig verstellen zu müssen, die eigenen Bedürfnisse zu unterdrücken und sich die ganze Zeit darauf zu konzentrieren, welches Verhalten angemessen ist, bedeutet Stress und ist auf Dauer extrem anstrengend. Man fühlt sich erschöpft und ausgelaugt. Doch das ist nicht das einzige Problem. Wenn man sich verstellen muss, um sozial akzeptiert zu sein, nagt das früher oder später am eigenen Selbstwert. Es kann leicht das Gefühl entstehen, das wirkliche Ich sei inakzeptabel und fehlerhaft. Oder, vielleicht noch schlimmer, man weiß irgendwann nicht einmal mehr, wer man unter der Maske in Wirklichkeit ist.

Maskieren hat aber noch weitere Auswirkungen. Wenn es gelingt, sich gut anzupassen, werden die tatsächlichen Schwierigkeiten verdeckt. Soziales Verhalten zu imitieren ist nicht gleichzusetzen mit sozialem Verständnis. Die sozialen Schwierigkeiten bleiben trotzdem bestehen. Es fällt aber sehr viel schwerer, das anderen auch klar zu machen. Besonders kritisch ist, dass als Folge auch eine Diagnose weniger wahrscheinlich wird. Es werden gerade jene Asperger, und hier besonders Frauen, die erfolgreich maskieren, oft erst sehr spät in ihrem Leben diagnostiziert. Eine späte Diagnose verhindert dabei nicht nur, dass Unterstützungsmaßnahmen frühzeitig in Anspruch genommen werden. Manchmal werden aus Unwissenheit auch ungeeignete Karrierewege eingeschlagen. Nach der Diagnose ist es dann aber vielfach zu spät, daran noch etwas zu ändern.

Was also sollten Asperger-Betroffene tun? Maskieren oder doch lieber die »Maske« fallen lassen? Das hängt von der jeweiligen Situation ab. Wenn man neue Menschen kennenlernt, ist es anfangs sicher ratsam, sich von der, nach außen hin, akzeptabelsten Seite zu zeigen. Mit der Zeit kann man dann aber versuchen, langsam und behutsam, sich etwas weniger zu verstellen. Wichtig ist, keine abrupte Änderung vorzunehmen. Das würde die Menschen nur vor den Kopf stoßen. Ganz auf die Maske zu verzichten ist allerdings keine gute Idee. Auch nicht autistische Menschen zeigen nicht alle Facetten ihrer Persönlichkeit. Ein bisschen Maskieren gehört einfach dazu. Das Ziel muss sein, sozial akzeptiert zu sein, doch ohne sich dabei selbst zu verlieren.

Asperger im Job

Die Arbeit ist sicherlich ein Lebensbereich, in dem ein gewisses Maß an Maskieren nötig ist. Dennoch kann es auch im Interesse des Arbeitgebers sein, ebenfalls ein Stück auf Mitarbeitende mit Asperger zuzugehen.

Im Arbeitsmarkt werden heute in erster Linie Eigenschaften verlangt, die nicht zu den starken Seiten von Asperger-Betroffenen zählen: kommunikativ zu sein, flexibel, dynamisch. Dementsprechend hoch ist die Arbeitslosigkeit unter Menschen im Autismus-Spektrum. Dabei wird übersehen, dass Menschen im autistischen Spektrum wertvolle Fähigkeiten mitbringen. Dazu zählen – siehe »Besondere Stärken« (Seite 49) – analytisches und innovatives Denken, das Kreieren unkonventioneller, neuer Lösungsansätze ebenso wie Konzentrationsfähigkeit, Genauigkeit und die Befähigung, repetitive Aufgaben akkurat zu erfüllen. Was sie von nicht autistischen Mitarbeiten zudem unterscheidet, ist ihre unbedingte Sachorientierung. Die üblichen Machtspiele sind ihnen fremd. Asperger sind in der Regel sehr loyale Mitarbeiter, die vor allem daran interessiert sind, ihre Aufgaben bestmöglich zu erledigen. Fällt das Arbeitsgebiet in das persönliche Interesse, ist das eine »Win-win«-Situation für beide Seiten, die zu herausragenden Ergebnissen führen kann.

Eine gewisse Nachsicht des Arbeitgebers ist jedoch erforderlich, was die Schwächen angeht. So machen sich die sozialen und kommunikativen Schwierigkeiten auch beim Umgang mit Vorgesetzten und Kollegen bemerkbar. Gruppendynamiken werden oft nicht erkannt, Hierarchien werden falsch eingeschätzt, es kommt zu Missverständnissen. Vielen Asperger-Betroffenen macht auch die Arbeitsumgebung zu schaffen, besonders Nebengeräusche oder flackerndes Licht werden oft als störend empfunden. Mangelnde Flexibilität und Stressresistenz können ebenfalls Probleme bereiten. Ein Entgegenkommen des Arbeitgebers, etwa ein ruhiger Arbeitsplatz, kein Zwang, die Pausen mit Small Talk verbringen zu müssen, und klare Strukturen, kann sich bezahlt machen. Der Arbeitgeber gewinnt loyale, sachorientierte Mitarbeitende mit hoher Arbeitsmoral.

Mittlerweile gibt es Firmen wie zum Beispiel »auticon« oder »Specialisterne«, die sich auf das Potenzial von Menschen im Autismus-Spektrum spezialisiert haben. »Specialisterne« wurde 2004 in Dänemark gegründet und ist mittlerweile in 14 Ländern aktiv. Das Unternehmen vermittelt Menschen im autistischen Spektrum in anspruchsvolle Jobs, in denen sie ihre Stärken einsetzen können, insbesondere in Branchen wie der Informationstechnologie (IT) und im Datenmanagement. Auch die Firma »auticon«, 2007 in Deutschland gegründet und mittlerweile in acht Ländern vertreten, ist in der IT-Branche tätig. Als IT-Berater können die Mitarbeitenden im Autismus-Spektrum ihre Begabungen in Logik, Detailgenauigkeit, Mustererkennung und ihr Interesse an IT, Naturwissenschaft und Technik optimal einsetzen.

Beide Firmen setzen vor allem auf die Talente ihrer autistischen Mitarbeitenden in den Bereichen Informationstechnologie, Datenanalyse und Qualitätssicherung. Dennoch ist es ein Klischee, dass sich autistische Menschen nur für Berufe in der IT-Branche eignen. Auch wenn gerade Männer mit Asperger vielfach Berufe in diesen Bereichen suchen, gibt es viele Asperger, deren Begabungen und Interessen auf ganz anderen Gebieten liegen – in der Wissenschaft zum Beispiel oder in künstlerischen oder anderen Bereichen. Das gilt besonders für Frauen. Ich denke es ist an der Zeit, dass Arbeitgeber erkennen, dass Menschen im Autismus-Spektrum auch abseits der IT-Branche innovative und wertvolle Arbeitskräfte darstellen können.

Wie das folgende Kapitel zeigt, gibt es zahlreiche Beispiele dafür, dass Menschen mit Asperger auf den unterschiedlichsten Gebieten erfolgreich sein können. Dabei kann auch die Unternehmensgründung ein gangbarer Weg zum Erfolg sein. Der derzeit reichste Mensch der Welt hat das eindrucksvoll aufgezeigt.

Kapitel 6: Mutmacher – berühmte Personen mit Asperger

Die meisten dieser Erfolgsbiografien sind dadurch gekennzeichnet, dass es meist intensive Interessen sind, die gepaart mit Intelligenz und Beharrlichkeit schließlich zum Erfolg führen. Was aber auch auffällt, sind die oft schwierigen Anfangsbedingungen.

Menschen mit Asperger wird es nicht leicht gemacht. Sie leben in einer Welt, die vom Fähigkeitsprofil der nicht autistischen Allgemeinheit geprägt ist und deren Bedürfnissen entgegenkommt. Menschen, die aus diesem allgemeinen Schema ausbrechen, weil sie andere Stärken haben und auch andere Bedürfnisse, müssen sich ihren Platz in dieser Welt oft hart erkämpfen. Und doch gibt es zahlreiche Asperger, die trotz oder gerade wegen ihres Andersseins erfolgreich sind, manche sogar außerordentlich erfolgreich. Ob und wie weit sie ihren Erfolg dem Asperger-Syndrom verdanken oder trotzdem erfolgreich sind, können sie wohl nur selbst beantworten. Eine Inspiration für Asperger-Betroffene sind sie auf jeden Fall.

Elon Musk

Im Mai 2021 eröffnete Elon Musk in der amerikanischen Comedy Show »Saturday Night Live«, dass er das Asperger-Syndrom hat. Für manche Asperger-Betroffene kam dieses Bekenntnis nicht allzu überraschend. Musks monotone Sprechweise und seine unkonventionelle Wesensart passen nur zu gut zum Erscheinungsbild des Asperger-Syndroms. Unter Aspergern wurde dieses Bekenntnis zudem mit großer Freude aufgenommen. Denn Elon Musk ist der derzeit reichste und vermutlich erfolgreichste Mensch der Welt. Im Jahr 2021 wurde er vom *Time Magazine* mit der Begründung zur »Persönlichkeit des Jahres« gekürt, dass kaum jemand mehr Einfluss auf das Leben auf der Erde hat als Elon Musk.

Viele Menschen sehen seinen immensen Reichtum und die damit verbundene Machtposition aber auch sehr kritisch. In diesem Kapitel geht es jedoch nicht um Fragen der Gerechtigkeit. Es geht darum, zu zeigen, was Menschen mit Asperger alles erreichen können – und bei aller berechtigten Kritik, Musks Leistungen sprechen für sich.

Es gibt viele erfolgreiche Firmengründer, doch Elon Musk sticht hervor. Er hat nicht nur ein zukunftsträchtiges Unternehmen (mit-)gegründet, sondern gleich mehrere. Mit PayPal hat er ein neues Bezahlsystem im Internet geschaffen, mit Tesla der E-Mobilität zum Durchbruch verholfen, und mit SpaceX die amerikanische Raumfahrt wiederbelebt. Elon Musk ist die Verkörperung von Unternehmertum, Zukunftstechnologie und Erfolg.

Doch es lief nicht immer alles so rund. Im Jahr 2008 stand nicht nur Tesla kurz vor dem Ruin. Auch die dritte SpaceX-Rakete in Folge stürzte ab. Musk stand vor der Entscheidung, alles zu riskieren oder mit zumindest einem der beiden Unternehmen zu scheitern. So investierte er sein gesamtes Vermögen und ermöglichte einen vierten Raketenversuch. Mit Erfolg. Auch Tesla erholte sich und ist heute die mit Abstand wertvollste Automarke der Welt.

Leben

Elon Musk wurde 1971 in Pretoria in Südafrika geboren. Seine Kindheit verlief alles andere als unbeschwert. Als er neun Jahre alt war, ließen sich seine Eltern scheiden. Elon zog mit seinem jüngeren Bruder Kimbal zum Vater. Musk bezeichnet diesen heute als »evil« (bösen) Mann, der ihn psychisch misshandelt hat. Der Vater misshandelte und bedrohte auch Musks Mutter. In der Schule ging es Elon nicht viel besser. Er war klein für sein Alter, mit völlig anderen Interessen als die anderen Kinder. In einem Interview erzählte er, er dachte damals, er sei verrückt. Er wurde gemobbt und einmal sogar krankenhausreif geschlagen. Nach einem Wachstumsschub im Alter von 15 Jahren erlernte er schließlich verschiedene Kampfsportarten, um sich verteidigen zu können.

Seine außergewöhnliche Begabung war schon früh offensichtlich. Musks Mutter erzählte, er sei immer anders gewesen. Sie nannte ihn bereits als Dreijährigen »genius boy«. Er war schon als Kind ein Computernerd, der mit 12 Jahren den Code für ein Videospiel schrieb und für 500 Dollar verkaufte. Mit 17 wanderte er in die Heimat seiner mütterlichen Vorfahren, Kanada, aus. Dadurch entging er dem Militärdienst in Südafrika und erhielt die kanadische Staatsbürgerschaft. Er machte seinen Abschluss an der Queen's University in Ontario und zog 1992 in die USA, um an der University of Pennsylvania Physik und Wirtschaft zu studieren. Anschließend wurde er für ein Ph.D.-Studium an der renommierten Stanford University angenommen. Er blieb jedoch nur zwei Tage dort und gründete stattdessen zusammen mit seinem Bruder seine erste Firma – Zip2 Corporation. In einem winzigen Raum arbeiteten die beiden Tag und Nacht und verkauften die Firma schließlich im Jahr 1999 an den Computerriesen Compaq. Musk erhielt 22 Millionen Dollar und war auf einmal Multimillionär.

Statt sich auf seinem Erfolg auszuruhen, startete er jetzt aber erst richtig durch. Um den Online-Zahlungsverkehr zu vereinfachen, gründete er X.com und schloss sich mit einer anderen Firma zusammen: PayPal. PayPal wurde drei Jahre später für 1,5 Milliarden Dollar an das Internetauktionshaus eBay verkauft, Musk erhielt rund 180 Millionen Dollar. Dieses Geld investierte er schließlich unter anderem in zwei zukunftsträchtige, aber äußerst riskante Unternehmungen: Tesla und SpaceX.

Unternehmen

Einen Teil seines neuen Vermögens investierte Elon Musk in die Elektro-Automobilfirma Tesla. Das ist deswegen bemerkenswert, da die gesamte Autoindustrie zu diesem Zeitpunkt massiv gegen die neue Technologie lobbyierte. Tatsächlich hatte Tesla lange Zeit mit gravierenden Schwierigkeiten zu kämpfen, war dauerhaft defizitär und stand 2008 knapp vor dem Ende. Als Tesla im Jahr 2010 an die Börse ging, hatten die Konkurrenten nur Spott für den Elektro-Pionier übrig. Doch Elon Musk ließ sich nicht beirren. Heute ist Tesla nicht nur der weltweit wertvollste Autokonzern, dank seiner Vorreiterrolle investieren mittlerweile alle großen Autokonzerne massiv in E-Technologie.

Sein ambitioniertestes Unternehmen aber ist SpaceX. Als Musk hörte, dass die US-Weltraumbehörde NASA die Pläne, zum Mars zu fliegen, aufgegeben hatte, war er so entsetzt, dass er das Weltraumunternehmen SpaceX gründete. Was nach Kleinbubenträumen klingt, und möglicherweise auch war, wurde von Elon Musk in die Realität umgesetzt. Nicht nur durch sein finanzielles Investment. Er ist auch entscheidend für die Konstruktion der Raketen mitverantwortlich. Lange wurde er für seine Pläne belächelt. Heute ist SpaceX das führende Raumfahrtunternehmen, das nicht nur den ersten bemannten amerikanischen Raumflug seit fast neun Jahren erfolgreich durchgeführt hat. Die NASA beauftragte SpaceX zudem, erstmals seit 1972 wieder Astronauten zum Mond zu fliegen. Elon Musk will aber noch mehr. Sein langfristiges Ziel ist die Errichtung einer Kolonie auf dem Mars.

Persönlichkeit

Doch nicht nur sein Erfolg und seine Genialität sind legendär. Er sorgt auch immer wieder mit unkonventionellen, zum Teil einigermaßen unerwachsenen Aktionen für Aufsehen. Vor drei Jahren beispielsweise schoss er ein Tesla-Cabrio ins All (es kreist immer noch im Orbit). Und ein Tesla-Modell gibt auf Kommando Furzgeräusche von sich. Musk rauchte zudem öffentlich Marihuana und legt sich immer wieder mit der Börsenaufsicht an. Vor allem seine Auftritte auf Twitter – er hat mehr als 95 Millionen Follower und plante, Twitter zu kaufen – sorgen nicht selten für Kopfschütteln und erhebliche Turbulenzen an den Börsen.

Was also zeichnet diesen Mann und seinen Erfolg aus? Unbestreitbar ist seine außerordentliche Intelligenz. Ihm wird ein IQ von ungefähr 155 nachgesagt. Zu seiner Erfolgsgeschichte gefragt, beruft er sich aber nicht auf seine Intelligenz. Entscheidend sind laut Musk die Begeisterung für eine Sache, wirklich viel zu arbeiten – er arbeite 120 Stunden die Woche –, die Bereitschaft, kalkulierte Risiken einzugehen, trotz Rückschlägen beharrlich an Zielen festzuhalten und niemals aufzugeben. Begeisterungsfähigkeit und Beharrlichkeit, zwei Eigenschaften, die sehr gut zum Profil eines Asperger-Syndroms passen.

Privat ist der dreifach geschiedene Musk Vater von mittlerweile neun Kindern (ein Sohn starb am plötzlichen Kindstod). Einen Sohn mit dem klingenden Namen X Æ A-Xii und eine Tochter hat er gemeinsam mit der kanadischen Popsängerin Grimes. Die beiden haben sich kürzlich getrennt.

Greta Thunberg

Abgesehen vom Bekanntheitsgrad hat die mittlerweile 19-jährige Klimaaktivistin Greta Thunberg mit dem 50-jährigen Milliardär Elon Musk mehr gemeinsam als man annehmen würde. Beide wurden vom *Time Magazine* zur »Persönlichkeit des Jahres« gekürt (Greta Thunberg im Jahr 2019). Beide leisten einen außergewöhnlichen Beitrag zum Klimaschutz – Greta Thunberg durch ihr direktes Engagement und die »Fridays-for-Future«-Bewegung, Elon Musk, da er der E-Mobilität zum Durchbruch verholfen hat. Und beide haben das Asperger-Syndrom.

»Superkraft« Asperger

Anders als viele Asperger-Betroffene geht Greta Thunberg sehr offen mit ihrer Diagnose um: Das Asperger-Syndrom habe ihr zwar zum Teil Probleme bereitet, doch sei sie vollkommen überzeugt davon, dass sie das, was sie erreicht hat, dem Asperger-Syndrom zu verdanken habe. Asperger mache sie anders als die anderen und, wie sie betont, das könne ein Vorteil sein. Denn dadurch habe sie die Fähigkeit, außerhalb der üblichen Schemata zu denken und sozialen Erwartungen weniger Beachtung zu schenken. So sehe sie ihr Asperger-Syndrom nicht als Einschränkung, sondern vielmehr als eine Art »Superkraft«. Eine Superkraft, die ihr zudem ermögliche, sich stundenlang voll und ganz in eine Materie zu vertiefen und die ihr eine enorme Ausdauer verleihe, wenn es darum gehe, ein Ziel zu verfolgen. Vor allem aber sei das Asperger-Syndrom Grund dafür, dass sie mit ihrem Schulstreik überhaupt erst begonnen habe, anstatt sich, wie ihre Mitschülerinnen, auf das soziale Miteinander zu konzentrieren.

Durch dieses Bekenntnis wurde sie nicht nur die berühmteste Klima-Aktivistin der Welt, sondern auch eines der prominentesten autistischen Aushängeschilder. Ihre Betonung der positiven Seiten des Asperger-Syndroms schafft dabei ein öffentliches Bewusstsein dafür, dass Autismus auch mit Stärken einhergeht. Sie selbst ist der lebende Beweis, wozu autistische Menschen imstande sind und was sie alles erreichen können. Damit sei sie eine Inspiration, wie viele, vor allem junge Asperger auf sozialen Medien betonen, und ein Grund, stolz zu sein.

Doch bei allen positiven Seiten, die das Asperger-Syndrom für Greta Thunberg bedeuten mag, trägt Asperger wohl auch dazu bei, dass kaum jemand so sehr polarisiert wie Greta Thunberg. Ihr Schwarz-Weiß-Denken, ihre undiplomatische Art und nicht zuletzt auch eine, von vielen vermutete, Instrumentalisierung Thunbergs sind wohl ebenfalls zum Gutteil ihrem Asperger-Syndrom geschuldet.

Klima-Aktivismus

Greta Thunberg wurde 2003 in Stockholm geboren und war erst acht Jahre alt, als sie in der Schule erstmals vom Klimawandel erfuhr. Sie fing an, sich intensiv für dieses Thema zu interessieren und war von den Erkenntnissen derart verstört, dass sie Depressionen und eine Essstörung entwickelte und aufhörte zu sprechen. Erst als sie begann, aktiv etwas gegen den Klimawandel zu unternehmen, schaffte sie es, ihre psychischen Probleme zu überwinden. Trotz anfänglicher Skepsis zeigten sich ihre Eltern, die Opernsängerin Malena Ernman und der Schauspieler Svante Thunberg, daher mit ihrem Klima-Engagement einverstanden und unterstützen ihre Tochter bei ihren Aktivitäten. Der Klima-Aktivismus mache Greta glücklich, erzählte ihr Vater in einem Interview.

Begonnen hat alles ganz klein. Da sie niemanden überreden konnte, mitzumachen, setzte sich Greta Thunberg im August 2018 allein mit ihrem mittlerweile weltberühmten, selbstgemachten Schild »Skolstrejk för Klimatet« (»Schulstreik für das Klima«) vor das schwedische Parlament in Stockholm. Von Beginn an zeichnete sie sich durch eine enorme Entschlossenheit und ein ungewöhnliches Durchhaltevermögen aus. Wie sie später erklärte: »Ich habe mir selbst versprochen, alles, was in meiner Macht steht, zu tun, um etwas zu verändern.«

Anfangs berichteten nur einige schwedische Medien über ihren Protest. Wenige Monate später war ihr die Aufmerksamkeit der Weltöffentlichkeit sicher. Ihr einsamer Protest war zu einem Massenphänomen angewachsen, dem sich weltweit Millionen Jugendliche unter dem Namen »Fridays for Future« angeschlossen hatten. Seit der UN-Klimakonferenz 2018 in Katowice fanden jeden Freitag an vielen Orten der Welt Schulstreiks statt. Das schüchterne, schmächtige Mädchen mit den charakteristischen Zöpfen, das lange Zeit kaum jemals gesprochen hatte, wurde zum Idol und zur Anführerin dieser weltumspannenden Klimaschutzbewegung. Und die Mächtigen der Welt hörten ihr zu. Ihre Botschaft an sie, »I want you to panic« (»Ich möchte, dass ihr in Panik geratet«), sorgte für Schlagzeilen. Legendär auch ihre Rede vor der UN-Hauptversammlung in New York im Jahr 2019, in der sie den anwesenden führenden Politikern der Welt vorwarf, sie hätten ihr »mit ihren leeren Worten ihre Kindheit gestohlen«. Ihr emotionaler Ausbruch »How dare you« (»Wie könnt ihr es wagen«) sorgte für ein weltweites Medienecho, fand Einzug in die Popkultur und polarisierte ungemein.

Kritik und Ehrungen

Greta Thunbergs emotionale Reden erfuhren mindestens ebenso viel Kritik wie Beifall. Tatsächlich polarisieren nur wenige Menschen so sehr wie Greta Thunberg. Einer begeisterten Anhängerschaft steht heftige Ablehnung gegenüber. Die Kritik ist dabei fast immer direkt gegen ihre Person und weniger gegen Inhalte gerichtet. So wird sie vor allem aufgrund ihrer Jugend, ihres Äußeren, ihres Geschlechts und nicht zuletzt ihres Asperger-Syndroms diskreditiert. Greta Thunberg nimmt die Kritik gelassen: »Wenn es das Einzige ist, was die Menschen gegen dich vorbringen können, wie du aussiehst oder wie deine Persönlichkeit ist, dann heißt das nur, dass sie keine Argumente haben. Das wird mich nicht stoppen.«

Aber auch ihre Kritiker können nicht leugnen, dass Greta Thunberg zu jenem Wandel der globalen Klimapolitik, der sich derzeit abzeichnet, einen wichtigen Beitrag geleistet hat. Dafür erhielt sie zahlreiche Ehrungen und Auszeichnungen. Neben der Auszeichnung zur »Persönlichkeit des Jahres« – als jüngste Person und erst fünfte Frau jemals – auch die Aufnahme unter die »100 einflussreichsten Persönlichkeiten« durch das US-Magazin *Time* sowie die Aufnahme in die Liste der »100 mächtigsten Frauen der Welt« durch die Zeitschrift *Forbes* im Jahr 2019. Sie wurde dreimal für den Friedensnobelpreis nominiert und erhielt im Jahr 2019 den Alternativen Nobelpreis (»Right Livelihood Award«). Sie erhielt zudem den 2020 erstmals vergebenen und mit einer Million Euro dotierten Preis für Menschlichkeit der Stiftung »Calouste Gulbenkian«. Die schwedische Post gab ihr zu Ehren eine Briefmarke heraus. Schließlich erhielten mehrere neu entdeckte Tierarten und zwei Tiergattungen ihren Namen.

Ihr Werdegang wurde im Kinodokumentarfilm »Ich bin Greta« nachgezeichnet. Außerdem wurde der Dokumentarfilm »Greta vs. Climate« und eine dreiteilige BBC-Serie »Greta Thunberg: A year to Change the World« über sie gedreht.

Greta Thunberg selbst nahm 2020, nachdem sie die Schule zugunsten ihrer Klimaschutzaktivitäten für ein Jahr ausgesetzt hatte, ihren Schulbesuch an einem Gymnasium wieder auf. Sie ist nach wie vor in der Klimaschutzbewegung aktiv. Aufgrund der Covid-19-Pandemie wurden die Aktivitäten allerdings vorrangig auf das Internet verlegt.

Anthony Hopkins

Als Anthony Hopkins letztes Jahr im Alter von 83 Jahren den Oscar für seine Darstellung eines demenzkranken Mannes im Film »The Father« als bester Hauptdarsteller gewann, war er nicht nur der älteste Schauspieler, der jemals die begehrte Trophäe erhalten hatte. Er war auch der erste Oscar-Gewinner mit Asperger. Die Diagnose erhielt Hopkins erst sehr spät, er war damals bereits in seinen Siebzigern. Darauf angesprochen, erzählte Hopkins in einem Interview, das Asperger-Syndrom erkläre wohl, warum er nur sehr wenige Freunde habe, kaum auf Partys gehe und eher ein Einzelgänger sei. Dass es ihm aber auch als Schauspieler helfe, da er die Menschen von einer anderen Perspektive aus betrachte. Aber auch seine direkte, unverblümte Art und sein beeindruckendes Gedächtnis sind gut mit dem Asperger-Syndrom vereinbar.

Leben und Erfolge

Anthony Hopkins wurde 1937 als einziges Kind eines Bäckers in Wales in Großbritannien geboren. Er hatte eine schwierige Kindheit, war schüchtern und ein Außenseiter. In der Schule war er schlecht, hielt sich selbst für dumm. Er interessierte sich mehr für Malen und Klavierspielen als fürs Lernen. Wie sein Vorbild Richard Burton wollte er aber berühmt werden. 1961 wurde er an der renommierten »Royal Academy of Dramatic Arts« in London aufgenommen. Zunächst war Hopkins Theaterschauspieler am »Royal National Theatre« in London, gefördert vom großen Laurence Olivier. Er war ehrgeizig, ein begabter Charakterdarsteller. Dennoch sagt er von sich selbst, er sei kein gutes Ensemblemitglied gewesen. Er passte nicht hinein, gehörte nirgendwo dazu. Er litt zudem unter Selbstzweifeln und begann zu trinken.

Obwohl er bereits im Jahr 1968 seinen ersten Film »Der Löwe im Winter« drehte, ließ der große Erfolg noch lange auf sich warten. Der echte Durchbruch gelang ihm erst mit der Darstellung des dämonischen Psychopathen Hannibal Lecter in »Das Schweigen der Lämmer«, für die er 1992 seinen ersten Oscar erhielt. Für diese Leistung wurde Anthony Hopkins von der britischen Königin zum Ritter geadelt, 2003 erhielt er einen Stern am berühmten »Walk of Fame« in Hollywood. Sir Anthony Hopkins ist mittlerweile hochgeachtet und zählt zu den ganz Großen seiner Kunst. Er hat in mehr als 80 Filmen mitgespielt und wurde insgesamt sechsmal für den Oscar nominiert: neben den zwei gewonnenen Oscars, zweimal als Hauptdarsteller für »Was vom Tage übrigblieb« und »Nixon« und zweimal als Nebendarsteller für »Amistad« und »Die zwei Päpste«.

In seinem Leben gab es aber auch Abgründe.

Abgründe

Es gab Zeiten in Hopkins' Leben, die von Angst und Depressionen geprägt waren. Und vor allem durch seine Flucht in den Alkohol. Er trank lange Zeit exzessiv, war laut eigenen Aussagen drauf und dran, sich zu Tode zu trinken. Weihnachten 1975 hörte er schließlich damit auf. Nachdem er drei Tage lang getrunken hatte, weigerte sich seine damalige zweite Ehefrau, Jennifer Lynton, mit ihm am Telefon zu sprechen. Das sei der Wendepunkt gewesen. Anthony Hopkins ging zu den Anonymen Alkoholikern und ist seither abstinent.

Aber auch sein Privatleben blieb nicht ohne Dramen. Anders als im Film »The Father«, in dem er einen demenzkranken, aber liebevollen Vater spielt, hat er keinen Kontakt mehr zu seiner einzigen Tochter Abigail. Sie wurde 1968 geboren und stammt aus Hopkins' erster Ehe mit Petronella Barker. Anthony Hopkins' Kommentar dazu: »Menschen trennen sich, Familien zerbrechen, das Leben ist kalt.« In einem anderen Interview betonte er allerdings, er sei nicht kalt, es sei ihre Entscheidung gewesen. Beobachter sprechen von einer langen, schwierigen Beziehung, geprägt durch das Gefühl gegenseitiger Zurückweisung.

Doch heute ist Hopkins sehr glücklich mit seiner dritten Ehefrau Stella Arroyave verheiratet, die ihn unter anderem dazu ermuntert, neben dem Schauspiel auch seinem Kindheitstraum, der Malerei, nachzugehen.

Daryl Hannah

Daryl Hannah war ein extrem schüchternes, isoliertes Kind. Sie tat sich schwer in der Schule, hatte zudem Schlafprobleme. Schließlich wurde Autismus – das Asperger-Syndrom war in den USA zur damaligen Zeit unbekannt – diagnostiziert, mit der Empfehlung, das Kind in eine Anstalt zu überweisen und medikamentös zu behandeln. Zu ihrem großen Glück wollte ihre Mutter davon nichts wissen.

Im Jahr 2013 ging Daryl Hannah mit ihrer Autismus-Diagnose an die Öffentlichkeit und gestand, nach wie vor unter ihrer sozialen Angst und Schüchternheit zu leiden. Premierenfeiern und Auftritte auf dem roten Teppich seien der Horror für sie. Dennoch ist es ihr gelungen, als Filmstar in Hollywood Karriere zu machen.

Leben und Filmkarriere

Daryl Hannah wurde 1960 in den USA geboren. Ihre Eltern ließen sich scheiden, als sie noch ein Kind war. Nach der Autismus-Diagnose beschloss ihre Mutter, ein Tapetenwechsel würde dem Mädchen guttun und zog mit ihr vorübergehend nach Jamaika. Später besuchte Daryl Hannah in Chicago eine Privatschule und studierte schließlich an der University of Southern California Schauspiel und Ballett.

Nach ihrem Leinwanddebut im Jahr 1978 im Science-Fiction-Thriller »Teufelskreis Alpha« gelang Daryl Hannah 1984 mit ihrer Rolle als Meerjungfrau in »Splash – Eine Jungfrau am Haken« der Durchbruch. Heute zählt sie zu den erfolgreichsten weiblichen Filmstars der 1980er-Jahre. Neben »Splash« gehören Ridley Scotts Science-Fiction-Klassiker »Blade Runner«, die Filmkomödie »Roxanne« und das Drama »Magnolien aus Stahl« zu ihren bekanntesten Filmen aus dieser Zeit. Sie war auch in »Wall Street« und der Kriminalkomödie »Staatsanwälte küsst man nicht« zu sehen. In den 1990er-Jahren wurde es etwas stiller um sie, doch mit der Rolle der Elle Driver in Quentin Tarentinos »Kill Bill Volume 1 & 2« gelang ihr Anfang der 2000er-Jahre ein Comeback. Für diese Rolle erhielt sie zudem den MTV Movie Award. Im Jahr 2008 trat sie in dem oscarnominierten Dokumentarfilm »The Garden« auf.

Daryl Hannah war auch als Theaterschauspielerin tätig. Mit dem Kurzfilm »The Last Supper«, den sie selbst geschrieben, inszeniert und produziert hat, gewann sie im Jahr 1994 den Jury-Preis der Berlinale. Sie wurde außerdem 1995 vom Filmmagazin *Empire* zu den 100 »Sexiest Stars« in der Filmgeschichte gewählt.

Umwelt-Aktivismus

Neben ihrer Filmkarriere engagiert sich Daryl Hannah zudem intensiv für den Umweltschutz. Wie sie selbst sagt, empfinde sie die Schauspielerei heute wie Urlaub von ihrer wirklichen Arbeit als Aktivistin. So protestierte Daryl Hannah etwa gegen die Planierung der größten städtischen Farm der USA in South Central Los Angeles, die den Bewohnern der Stadt ermöglichte, ihre eigenen Lebensmittel anzubauen. Gemeinsam mit der Sängerin Joan Baez war sie dabei an einer Baumbesetzung beteiligt. Sie nahm zudem an einer Sitzblockade vor dem Weißen Haus gegen den Bau der Keystone Ölpipeline teil, bei der sie, wie bei verschiedenen anderen Protestaktionen auch, verhaftet wurde. Im Jahr

2012 wurde sie vom *Time Magazine* zu den 10 einflussreichsten prominenten Demonstrierenden gewählt.

Privat ist Daryl Hannah nach Langzeitbeziehungen mit John F. Kennedy jr. und dem Musiker Jackson Browne seit 2018 mit dem Musiker Neil Young verheiratet.

Chris Packham

Im deutschsprachigen Raum ist der Naturforscher, Autor und TV-Moderator Chris Packham weitgehend unbekannt. Nicht so in seiner Heimat Großbritannien, wo er als Präsentator zahlreicher BBC-Natursendungen seit vielen Jahren regelmäßig auf den Bildschirmen zu sehen ist. Er ist außerdem für seine preisgekrönten Naturfotografien und seinen Einsatz für den Naturschutz bekannt.

Leben

Chris Packham wurde 1961 geboren und wuchs in South Hampton auf. Ähnlich wie Elon Musk und Anthony Hopkins empfand auch Chris Packham seine Schulzeit als schwierig. Er passte nicht zu den anderen Kindern, wurde ausgeschlossen und gemobbt. Sein ganzes Interesse galt der Natur. So studierte er nach der Schule Zoologie an der University of Southampton, die ihm mehr als 30 Jahre später die Ehrendoktorwürde für seine Verdienste als Naturschützer verleihen sollte. Im Jahr 2019 wurde er zudem als Commander in den »Order of the British Empire« aufgenommen.

Bekannt wurde Chris Packham durch die CBBC-Kinder-Naturserie »The Really Wild Show«, die er von 1986 bis 1995 präsentierte. Die Serie wurde mit dem BAFTA-Award ausgezeichnet. Seit 2009 präsentiert er die BBC-Naturserie »Springwatch«, mittlerweile gemeinsam mit seiner Stieftochter, der Zoologin Megan McCubbin. Auch Chris Packhams Lebensgefährtin ist vom Fach. Sie leitet den Isle of Wight Zoo.

In seinen Vierzigern erfuhr Packham, dass er das Asperger-Syndrom hat. In der BBC-Dokumentation »Asperger's and Me« gibt er tiefe Einblicke in sein Leben mit Asperger. Die Dokumentation erhielt 2018 den »Broadcasting Press Guild Award« für den besten Dokumentarfilm.

»Asperger's and Me«

Chris Packham erzählt in »Asperger's and Me« unter anderem, wie schwierig es war, aufzuwachsen, ohne zu wissen, dass er vom Asperger-Syndrom betroffen ist. Er litt unter Depressionen, hegte sogar Selbstmordgedanken. Er berichtet vom Schmerz seiner Kindheit und Jugend, als er nicht verstand, warum er von den anderen Kindern ausgeschlossen wurde. Am Ende der Dokumentation überwiegt aber ganz klar die Erkenntnis, dass er nicht ohne Asperger leben möchte. Das Asperger-Syndrom bereite ihm zwar nach wie vor Schwierigkeiten, so sei es für ihn selbst nach Jahrzehnten vor der Kamera immer noch eine Herausforderung, sich seine autistischen Besonderheiten nicht anmerken zu lassen. Doch seine Karriere, sein Erfolg, wären ohne Asperger undenkbar gewesen. Denn das enzyklopädische Wissen, das er sich Zeit seines Lebens über die Natur angeeignet hatte, sei vor allem Fähigkeiten geschuldet, die das Asperger-Syndrom ausmachten: obsessives Interesse, Hyperfokus, intensive Sinneswahrnehmung und die Gabe, die Welt anders zu sehen als die Allgemeinheit.

In der Dokumentation gewährt Chris Peckham dem Zuschauer einen Blick in seine Welt. Er lebt mitten im Wald, allein mit seinem geliebten Hund. Das Alleinsein ist ihm dabei sehr wichtig. Denn, wie er sagt, allein zu sein sei die einfachste Therapie für Autisten. Sobald er allein sei, gebe es kein autistisch. Es sei dann einfach normal, so zu sein wie er ist. Er erzählt auch, wie überwältigend er manchmal die Welt wahrnehme. Und er gesteht, dass er nach wie vor sozial ungeschickt sei.

Besonders berührend ist jene Szene, in der er über seinen Falken spricht. Als Teenager war er von seinem Interesse für Turmfalken geradezu besessen. Er zog schließlich einen Turmfalken mit der Hand auf und verbrachte jede freie Minute mit ihm. Er sei nie glücklicher gewesen als damals und er habe eine intensive Liebe und Bindung zu dem Tier entwickelt. Als der Vogel starb, sei das die größte Katastrophe seines Lebens gewesen. Nach all den Jahren merkt man ihm als Zuschauer den Schmerz über den Verlust immer noch an. Von der Angst, das zu verlieren, was ihm am wichtigsten ist, habe er sich, wie er erzählt, bis heute nicht erholt.

Seine Schwester, seine Lebensgefährtin und seine Stieftochter kommen ebenfalls zu Wort. Und alle drei berichten übereinstimmend von der großen Faszination und Inspiration, die trotz mancher Schwierigkeiten von Chris Packham ausgehen.

Dan Aykroyd

Auch der Komiker, Schauspieler und Musiker Dan Aykroyd zeigt sich in Interviews überzeugt davon, dass er seinen Erfolg zum Teil dem Asperger-Syndrom verdankt. Er sei geradezu besessen gewesen von Geistern, Strafverfolgung und Geisterjägern, eine Obsession, die er dem Asperger-Syndrom zuschreibt. Diese Besessenheit mündete in einem der erfolgreichsten Filme aller Zeiten: »Ghostbusters – Die Geisterjäger« spielte nahezu das Zehnfache seiner Produktionskosten ein. Dan Aykroyd hatte nicht nur die Idee für diesen Kultfilm aus dem Jahr 1984, er war auch als Drehbuchautor und Hauptdarsteller neben Bill Murray maßgeblich für den Erfolg verantwortlich.

Geboren wurde Dan Aykroyd 1952 in Kanada. Er studierte später an der Carleton University von Ottawa Kriminologie und Soziologie, ohne jedoch abzuschließen. Stattdessen begann er als Komiker in verschiedenen Nachtklubs aufzutreten. Einer breiteren Öffentlichkeit wurde er schließlich durch die amerikanische Comedy Show »Saturday Night Live« bekannt. Dan Aykroyd war Mitglied der Originalbesetzung und trat von 1975 bis 1979 in der Show auf. Er erhielt in dieser Zeit einen Emmy Award und eine Nominierung als Autor der Show sowie eine Nominierung für seine darstellerische Leistung. Heute wird »Saturday Night Live« von wechselnden prominenten Gastgebern präsentiert, unter ihnen auch Elon Musk.

Im Jahr 1977 trat Dan Aykroyd gemeinsam mit John Belushi, der ebenfalls der Originalbesetzung von »Saturday Night Live« angehörte, erstmals als »The-Blues-Brothers«-Band auf. Sie waren damit so erfolgreich, dass sie 1980 den legendären Film »The Blues Brothers« drehten und mehrere erfolgreiche Alben aufnahmen. Im Film war Dan Aykroyd neben John Belushi nicht nur Hauptdarsteller, sondern schrieb gemeinsam mit Regisseur John Landis auch das Drehbuch. Laut eigenen Aussagen habe ihm auch dabei sein Spezialinteresse für Kriminologie sehr geholfen. Dan Aykroyd erhielt im Jahr 1989 außerdem eine Oscar-Nominierung für die beste Nebenrolle in »Miss Daisy und ihr Chauffeur«.

Privat ist er seit 1983 mit der Schauspielerin Donna Dixon verheiratet – die beiden haben sich mittlerweile getrennt – und hat drei erwachsene Töchter.

Susan Boyle

Die Geschichte der Susan Boyle ist wie das personifizierte Märchen vom »hässlichen kleinen Entlein«. Als sie im Jahr 2009 die Bühne von »Britain's Got Talent« betrat und selbstbewusst verkündete, ihr Ziel sei es, als Sängerin Karriere zu machen, sah sie sich einer Mauer aus Skepsis, Ablehnung und kaum verhohlener Verachtung gegenüber. Sie war weder jung noch schön und passte mit ihren 47 Jahren so gar nicht in das Bild eines aufstrebenden Gesangstalents. Doch der Moment, als sie zu singen begann, sollte in die Fernsehgeschichte eingehen. Jury und Publikum hielten den Atem an, sprachen vom »größten Weckruf jemals«. Weltweit berichteten die Medien über ihren Triumph. Allein auf YouTube erhielt ihr Auftritt innerhalb der ersten 72 Stunden 2,5 Millionen Aufrufe, insgesamt waren es 300 Millionen Aufrufe. Susan Boyle war mit einem Mal berühmt.

Mittlerweile hat sie weltweit mehrere Millionen Alben verkauft. Ihr erstes Album ist dabei das in Großbritannien bestverkaufte Debut-Album aller Zeiten. Auch ihre Auftritte sind begehrt. So sang sie nicht nur anlässlich des diamantenen Thronjubiläums der englischen

Königin, sondern auch im Rahmen der Eröffnungszeremonie der Olympischen Sommerspiele in Tokyo.

Leicht gemacht wurde ihr dieser Erfolg nicht. Susan Boyle wurde 1961 als jüngstes von neun Geschwistern in Blackburn in Schottland geboren. In der Schule wurde sie wegen ihres Aussehens und einer vermeintlichen Lernbehinderung gehänselt. Erst 2012 erfuhr sie zu ihrer Erleichterung, dass sie keine Lernschwäche, sondern das Asperger-Syndrom und einen sogar überdurchschnittlichen Intelligenzquotienten hat. Schon seit ihrer Kindheit nahm Susan Boyle Gesangsstunden und trat auch bei kleineren Gelegenheiten auf. Als ihre Mutter krank wurde, legte sie ihre Ambitionen für eine Gesangskarriere jedoch auf Eis und kümmerte sich um ihre Mutter. Ihre Teilnahme an »Britain's Got Talent« war ihr erster öffentlicher Auftritt nach dem Tod der Mutter, die sie darin bestärkt hatte, auch einmal vor größerem Publikum aufzutreten. Heute lebt Susan Boyle trotz ihres Ruhms nach wie vor in ihrem Haus in Blackburn.

Satoshi Tajiri

Der Name Satoshi Tajiri ist wohl nicht jedem geläufig, seine Erfindung ist aber fast allen Menschen ein Begriff: die Pokémons (der Name leitet sich von »Pocket Monster« ab). Pokémons gehören zu den erfolgreichsten Produkten der Spieleindustrie. Ursprünglich als Videospiel konzipiert, gibt es heute neben unzähligen Videospielen auch eine Anime-Fernsehserie, zahlreiche Kinofilme und sonstige Pokémon-Spielwaren. Ziel der Pokémon-Spiele ist es, verschiedene Pokémons zu sammeln, zu trainieren und in Wettkämpfen gegen andere Pokémons antreten zu lassen.

Der öffentlichkeitsscheue Erfinder der Pokémons ist Asperger. Satoshi Tajiri wurde 1965 in Tokyo geboren. Als Kind war er ungemein von Käfern und Insekten fasziniert, als Jugendlicher entwickelte er ein ebenso obsessives Interesse für Videospiele. Seine Begeisterung war dabei so groß, dass seine Eltern die schlimmsten Befürchtungen für seine Zukunft hegten. Doch anstatt, wie befürchtet, sein Leben zu vergeuden, gelang es ihm, seine Interessen in der Entwicklung eines Produkts zu vereinen, das den Spielemarkt verändern sollte und vom Wirtschaftsmagazin »The Economist« als Japans erfolgreichster Export bezeichnet wurde.

Trotz Schwierigkeiten in der Schule machte Satoshi Tajiri einen Abschluss in Elektronik und Computerwissenschaft am Tokyo National College of Technology. Im Alter von 17 Jahren gründete er zudem ein Fanmagazin für Videospiele mit dem Namen »Game Freak«. Da ihn die verfügbaren Videospiele jedoch zunehmend enttäuschten, entschloss er sich mit seinem Partner, selbst Videospiele zu entwickeln. Inspiriert durch den Anblick zweier mit einem Verbindungskabel verbundener Gameboys kam ihm die Idee für Pokémon: Er stellte sich vor, wie Insekten zwischen den beiden Gameboys hin und her krabbelten. In den folgenden sechs Jahren entwickelte er das Spiel für Nintendo. Wie viele Asperger zeichnete sich auch Satoshi Tajiri durch eine enorme Ausdauer aus. Die Entwicklungsphase war schwierig, zeitweise drohte das Geld auszugehen und Tahirii selbst arbeitete oft 24 Stunden durchgehend. Doch die Mühen wurden belohnt. Pokémon entwickelte sich zum Verkaufsschlager.

Temple Grandin

Mitte der 1980er-Jahre – das Asperger-Syndrom war noch unbekannt und alle Autisten galten als schwer geistig beeinträchtigt – hielt Temple Grandin eine Rede auf der jährlichen Konferenz der autistischen Gesellschaft Amerikas, die beim Publikum auf allergrößtes Interesse stieß. Hier war erstmals eine Autistin, die in der Lage war, über ihre Weltsicht zu erzählen. Die erklären konnte, was in einem autistischen Menschen vorging. Das 1995 erschienene Buch »Anthropologin auf dem Mars« von Oliver Sacks machte sie schließlich einer breiteren Öffentlichkeit bekannt. Mittlerweile ist Temple Grandin wohl zur berühmtesten Autistin der Welt avanciert. Als Kind wurde bei Temple Grandin allerdings nicht Autismus, sondern ein »Gehirnschaden« diagnostiziert. Erst als Erwachsene erhielt Temple Grandin eine Autismus-Diagnose. Nach den derzeit gültigen Diagnoserichtlinien wäre ihre Diagnose vermutlich hochfunktionaler Autismus, da sie bis zum Alter von fast vier Jahren nicht sprechen konnte. Neueren Erkenntnissen zufolge unterscheiden sich hochfunktionaler Autismus und Asperger-Syndrom jedoch nicht ausreichend, um diese separaten Diagnosen weiter aufrechtzuerhalten (siehe »Allgemeine Diagnosekriterien« Seite 116).

Temple Grandin wurde 1947 in Boston in den USA geboren. Ihre Eltern ignorierten den Rat der Ärzte, sie in einem Heim unterzubringen, sondern förderten das Mädchen gezielt und schickten es auf Privatschulen. Später studierte Temple Grandin Tierzuchtwissenschaft an der Arizona State University und machte schließlich ihren Doktor an der University of Illinois. Seit 1990 ist sie Professorin an der Colorado State University und gilt als führende Expertin für den Bau von Viehhaltungsanlagen. Temple Grandin hat zudem mehrere Bücher veröffentlicht, darunter »The Autistic Brain«, in dem sie ihre eigenen Erfahrungen mit dem aktuellen Stand der Autismus-Forschung kombiniert.

Im Jahr 2010 wurde das Leben Temple Grandins verfilmt. Der Kinofilm »Du gehst nicht allein« wurde unter anderem mit mehreren Emmys und einem Golden Globe ausgezeichnet. Im gleichen Jahr wurde sie zudem vom *Time Magazine* unter die »100 einflussreichsten Personen der Welt« gereiht.

Tim Page

Tim Page ist ein sehr bekannter amerikanischer Musikkritiker, Autor und Pulitzer-Preis-Träger. Den Pulitzer-Preis erhielt er 1997 für eine Kritik, die er für die *Washington Post* in seiner Funktion als Leiter der Musikkritik für klassische Musik verfasste. Daneben schrieb er auch jahrelang für *The New York Times* und *Newsday*. Tim Page gilt dabei als einer der führenden Experten für das Werk Glenn Goulds. Er ist zudem als Konzertproduzent, unter anderem an der Carnegie Hall, tätig und hat eine Professur an der University of Southern California inne.

Er war schon fast fünfzig, als bei ihm das Asperger-Syndrom festgestellt wurde – eine Erleichterung, wie er zugab, da er nun endlich eine Erklärung für sein lebenslanges Unbehagen hatte. In einem Essay für die Zeitschrift *The New Yorker* und später in seinen Memoiren »Parallel Play« beschreibt er ausführlich, wie es war, als undiagnostizierter Asperger aufzuwachsen.

Tim Page wurde 1954 in Kalifornien geboren und entwickelte schon früh eine große Faszination für Musik und später auch für Stummfilme. Er eignete sich ein derart enzyklopädisches Wissen an, dass er als junges Genie galt. In der Schule half ihm das allerdings wenig, da es ihm nicht möglich war, sich auf Dinge zu konzentrieren, die ihn nicht interessierten. Seine Kindheit war zudem vom Gefühl geprägt, fremdartig und anders zu sein, und keine Verbindung zu seinen Klassenkameraden zu finden. Bis heute empfinde er private Zusammenkünfte als quälend. Und doch kommt Tim Page in seinen Memoiren zu dem Schluss, dass er, wie er selbst schreibt, »das Asperger-Syndrom zwar niemandem wünschen würde, da es für ihn bedeutete, lange Zeit seines Lebens isoliert, unglücklich und im Konflikt mit sich selbst gewesen zu sein, dass er aber davon überzeugt ist, dass es auch der Grund für vieles ist, was er in seinem Leben erreicht hat«.[53]

Richard Borcherds

Simon Baron-Cohen, der Autismus-Forscher, hat dem Mathematiker Richard Borcherds ein ganzes Kapitel in seinem Buch »Vom ersten Tag anders« gewidmet. Laut Baron-Cohen sei Borcherds ein genialer Mathematiker, aber gleichzeitig nicht in der Lage, Menschen und deren Verhalten richtig zu deuten. Richard Borcherds gehört dabei zu jenen Aspergern, die ein berufliches Umfeld gefunden haben, in dem sie ihre Stärken zur Gänze ausspielen können, und die durch Asperger bedingten Schwächen toleriert werden. Wie Borcherds selbst sagt, gäbe es in fast jedem mathematischen Institut, das er besucht hat, zumindest eine Person, die seltsamer sei als er selbst.

Richard Borcherds wurde 1959 in Südafrika geboren, übersiedelte aber bereits in seinem ersten Lebensjahr nach Großbritannien. Er war schon als Kind ein talentierter Mathematiker und gewann mehrere Preise. Im Jahr 1978 gewann er eine Goldmedaille bei der Internationalen Mathematik-Olympiade. Er war aber auch ein vielversprechendes Schachtalent. Da es im Schach, seiner Ansicht nach, jedoch zunehmend mehr um den Wettkampf als das Spiel an sich ging, konzentrierte er sich schließlich ganz auf die Mathematik und studierte das Fach am Trinity College in Cambridge.

Mathematik sollte seine einzige große Leidenschaft bleiben. Selbst seine Freude über die Fields-Medaille, die höchste Auszeichnung auf dem Gebiet der Mathematik, war, wie er in einem Interview erzählte, nicht mit jenem ungeheuren Glücksgefühl zu vergleichen, das er bei der Lösung jenes mathematischen Problems empfand, für das er die Medaille gewonnen hatte. Die Fields-Medaille ist dabei mit dem Nobelpreis vergleichbar. So besagt eine vermutlich erfundene Anekdote, dass Alfred Nobel nur deshalb keinen Nobelpreis für Mathematik geschaffen hätte, weil seine Frau eine Affäre mit einem Mathematiker gehabt hatte.

Richard Borcherds ist heute Professor für Mathematik an der Berkeley University von Kalifornien. Im Jahr 2014 wurde er in die »National Academy of Sciences« gewählt.

Ria Lina

Humor gehört nicht gerade zu jenen Eigenschaften, die man mit dem Asperger-Syndrom verbinden würde. Humorlosigkeit und generell ein fehlendes Verständnis für Humor zählen im Gegenteil zu den häufigsten Vorurteilen gegenüber Menschen mit Asperger (Seite 36). Ria Lina straft diese Voreingenommenheit Lügen.

Ria Lina ist eine in ihrer Heimat sehr bekannte britische Stand-up-Comedian, die in zahlreichen Fernseh- und Radiosendungen auftritt. Sie wird als furchtlos, provokant und sehr witzig beschrieben und hat unter anderem einen EMMA (Ethnic Multicultural Media Academy) Award gewonnen. Vor ihrer Karriere als Humoristin studierte sie Experimentelle Pathologie an der University of St. Andrews und erwarb anschließend ihren Doktor in Viraler Bioinformatik am University College London. Doch bereits während des Studiums begann sie als Comedian aufzutreten. Sie war auch Mitglied des »National Youth Theatres«.

Nach einem ihrer Auftritte wurde Ria Lina darauf angesprochen, ob sie autistisch sei. Eine Asperger-Diagnose bestätigte schließlich den Verdacht. In einem Interview erzählte sie, dass sie darin durchaus Vorteile für ihre Arbeit sehe. Das Asperger-Syndrom helfe ihr als Comedian, da ihr dadurch andere Dinge auffallen würden und soziale Normen weniger selbstverständlich wären. Als schwierig empfinde sie dagegen, dass sie plötzlich ein Label habe. Schon in der Jugend habe sie sich anders gefühlt und dem Anpassungsdruck widersetzt. Doch alles, was sie vorher so besonders machte, ihre ausgezeichnete Merkfähigkeit, die Gabe mathematische Gleichungen im Kopf zu lösen oder ihr Blick fürs Detail seien nach der Diagnose plötzlich nicht mehr das gewesen, was sie als Person und Individuum auszeichnete, womit sie sich identifizierte, sondern lediglich Eigenschaften einer Frau mit Asperger.

Ria Lina hat drei Kinder, zwei haben ebenfalls Asperger. Auch Ria Linas Mutter, eine Computer-Programmiererin von den Philippinen, zeigt deutliche Anzeichen eines Asperger-Syndroms.

Daniel Tammet

Zum Abschluss ein Asperger, der zusätzlich über eine Inselbegabung verfügt, der also ein sogenannter Savant ist. Anders als die TV- und Filmhelden vermuten lassen, sind Savants extrem selten. Eine dieser absoluten Ausnahmeerscheinungen ist Daniel Tammet.

Daniel Tammet wurde 1979 als ältestes von neun Geschwistern in London geboren. Im Alter von drei Jahren erlitt er einen epileptischen Anfall, der ihn dauerhaft verändern sollte und als Ursache seiner Inselbegabung gilt. Neben der Inselbegabung hat Daniel Tammet auch das Asperger-Syndrom. So beschreibt er sich in einem Interview als sehr schüchternes, dabei aber sehr intelligentes Kind. Er ist zudem Synästhetiker (das heißt, es kommt zu einer Kopplung verschiedener Sinnesmodalitäten).

Daniel Tammets Savant-Fähigkeiten umfassen eine außergewöhnliche rechnerische Begabung und ein phänomenales Gedächtnis. Er kann nicht nur große Zahlen enorm schnell bis auf die letzte Kommastellen genau im Kopf ausrechnen, er hat auch den Europarekord beim Rezitieren der Zahl Pi mit über 20 000 Stellen aufgestellt. Er spricht zudem 11 Sprachen, Isländisch hat er nachweislich innerhalb einer Woche erlernt. Was ihn so interessant macht – es wurde ein Dokumentarfilm über ihn gedreht, er ist Thema zahlreicher wissenschaftlicher Publikationen und Vorbild für den Hauptcharakter Kari Sorjonen in der Krimiserie »Bordertown« (Seite 40) – ist die Fähigkeit, darüber zu berichten, was in seinem Gehirn vorgeht (die Mehrzahl der Savants ist dazu aufgrund einer zusätzlichen geistigen Beeinträchtigung nicht in der Lage). So erzählt er etwa, dass er zu Zahlen ein emotionales Verhältnis habe, jede Zahl habe dabei ein charakteristisches Erscheinungsbild.

Daniel Tammet ist Bestsellerautor mehrerer Bücher mit einer Gesamtauflage von über einer Million Exemplaren. Der Titel eines seiner Bücher lautet: »Elf ist freundlich und Fünf ist laut.« In diesem Erstlingswerk schildert er seine Lebensgeschichte und beschreibt, welche besondere Beziehung er zu Zahlen hat. Er gibt den Lesern Einblick in seine außergewöhnlichen Fähigkeiten und die Art und Weise, wie er die Welt wahrnimmt. Ein weiteres Buch erkundet zudem die Welt der Sprache. Daniel Tammet ist mit dem Fotografen Jérôme Tabet verheiratet und lebt in Paris.

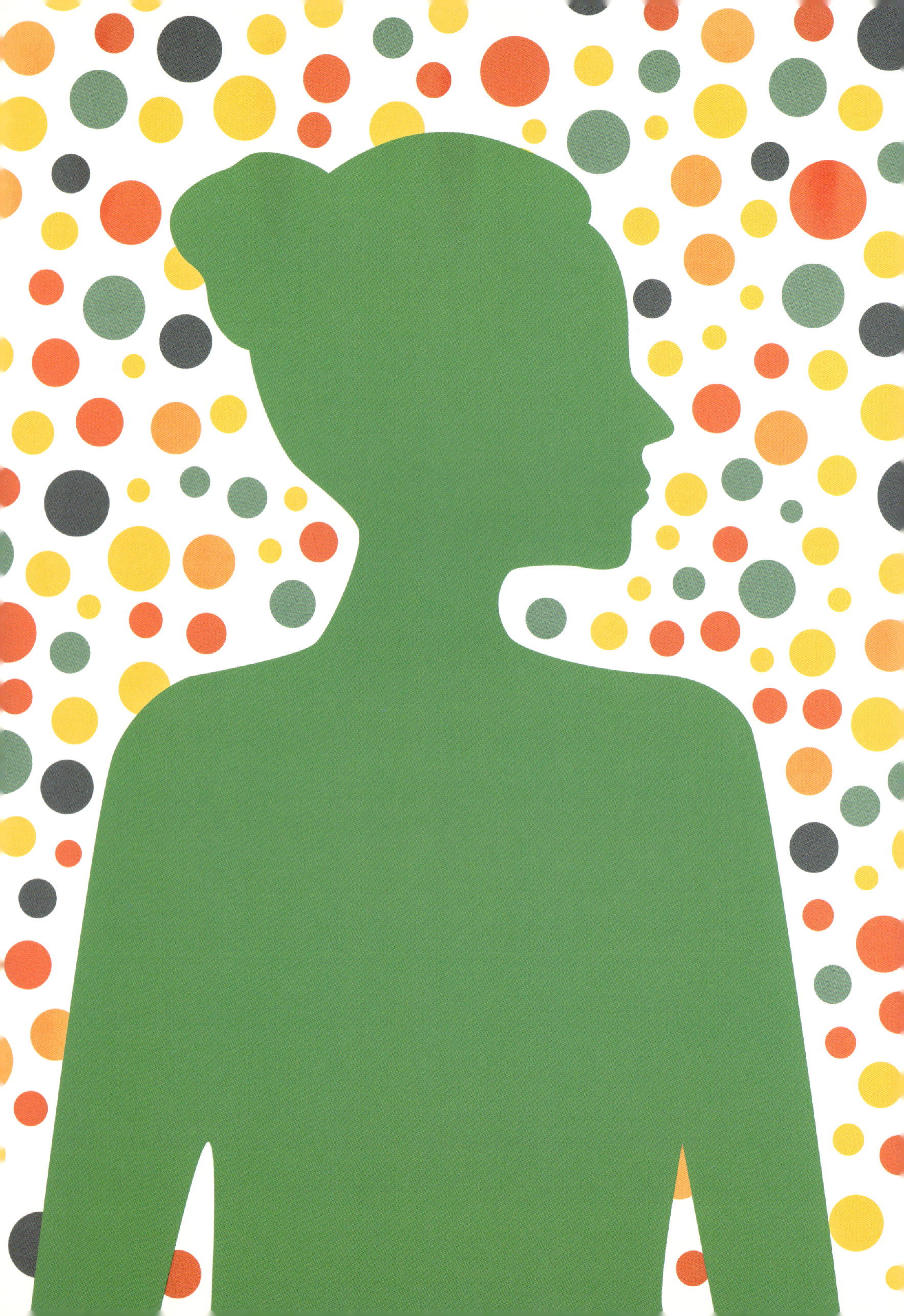

Teil 3: Was sonst noch wichtig ist

Was kann ich als Betroffene oder Betroffener tun, um solchen Erfolgsgeschichten nachzueifern? Hilfreich ist zunächst eine Auseinandersetzung mit dem Asperger-Syndrom und dazu kann auch eine Diagnose gehören.

Kapitel 7: Perspektiven

Auch wenn die Lebenschancen von Menschen mit Asperger meistens ziemlich entmutigend dargestellt werden, gibt es dennoch berechtigte Gründe, sich von diesen Negativ-Statistiken nicht verunsichern zu lassen.

Die Diagnose kann dabei ein erster Schritt sein, um die persönlichen Perspektiven zu verbessern.

Die Diagnose

Noch in den 1980er-, zum Teil bis in die 1990er-Jahre war das Asperger-Syndrom weitgehend unbekannt. Viele Betroffene haben daher das Erwachsenenalter erreicht, ohne jemals eine Diagnose erhalten zu haben. Sie haben vielfach Bewältigungsstrategien entwickelt, mit deren Hilfe es ihnen gelungen ist, ihre sozialen Schwierigkeiten zu kaschieren. Das kann durchaus funktionieren, solange die sozialen Anforderungen die eigenen Fähigkeiten nicht übersteigen. Die Betroffenen leben dann ein unauffälliges Leben und sind sich ihrer Schwierigkeiten oft gar nicht bewusst. Die Dunkelziffer undiagnostizierter Erwachsener mit Asperger-Syndrom ist demensprechend hoch.

Anders ist es, wenn der Anspruch an das soziale Geschick die eigenen Fähigkeiten auf einmal übersteigt. Umbruchsituationen, etwa der Auszug aus dem Elternhaus oder der Eintritt ins Berufsleben, können Auslöser sein, die die sozialen Defizite plötzlich spürbar machen. Das gilt umso mehr für Krisensituationen. Wenn etwa der Job verloren geht oder eine wichtige Bezugsperson aus dem Leben verschwindet.

Die bisherigen Bewältigungsstrategien reichen dann plötzlich nicht mehr aus, es kommt zu Überforderung. Lebensziele lassen sich nicht mehr erreichen. Das ist dann der Punkt, an dem vielen Betroffenen, manchmal zum ersten Mal in ihrem Leben, ernsthaft der Gedanke kommt, dass etwas nicht stimmen könnte. Der Punkt, an dem sie zu recherchieren beginnen und erkennen, dass das Asperger-Syndrom eine Erklärung für ihre Schwierigkeiten sein könnte. Der Punkt, an dem sie sich vielleicht die Frage stellen, ob eine Diagnose hilfreich sein könnte.

Vor der Frage, ob eine Diagnose hilfreich sein könnte, muss aber die grundsätzliche Überlegung stehen, ob eine Diagnose in jedem Fall sinnvoll ist.

Diagnose – ja oder nein?

Was ändert sich nach der Diagnose? Ändert sich etwas nach der Diagnose? Ergibt eine Diagnose überhaupt Sinn? Fragen, auf die es keine einfachen Antworten gibt. Die Antwort hängt von unterschiedlichen Faktoren ab: vom Alter, von der jeweiligen Lebenssituation, von den persönlichen Vorlieben.

Eines lässt sich mit Sicherheit sagen: Je jünger die Betroffenen sind, desto wichtiger ist eine Diagnose. Denn die Diagnose ist die Eintrittskarte für jede Form von Unterstützungs- und Fördermaßahmen. Ohne Diagnose keine Hilfe. Und je früher die Förderprogramme starten, desto positiver sind die Auswirkungen. Eine Früherkennung ist daher von essenzieller Bedeutung. Der Befürchtung mancher Eltern, dass ihr Kind aufgrund der Diagnose anders behandelt werden würde und sich dadurch auch selbst »anders« fühlen könnte, kann man nur entgegnen: Sofern das Kind tatsächlich vom Asperger-Syndrom betroffen ist, merkt es ohnehin, dass es irgendwie »anders« ist. Und ja, es wird von den anderen Kindern anders behandelt. Es kann nur nicht einordnen, warum das so ist und gibt sich selbst die Schuld dafür. Das gilt auch, wenn nicht alles so klappt wie bei den anderen Kindern. Schon aus diesem Grund ist die Diagnose bei Kindern so wichtig: Das Kind lernt, sich selbst zu verstehen und sich so zu akzeptieren, wie es ist. Vor allem aber erhält es die Hilfe, die es braucht, um trotz Asperger im Alltag gut funktionieren zu können.

Bei Erwachsenen ist die Sache nicht ganz so klar. Für Unterstützungs- und Fördermaßnahmen ist es im Allgemeinen zu spät. Auch bereits eingeschlagene Lebenswege lassen sich oft nicht mehr ändern. Warum also sollte man sich als Erwachsener den beschwerlichen Weg einer Diagnose antun? Tatsächlich sind viele Betroffene zufrieden damit, erkannt zu haben, was die Ursache ihrer Schwierigkeiten ist. Ihnen reicht die Selbstdiagnose. Sie verstehen endlich, warum sie sich so anders gefühlt haben, sie können sich ihr Leben besser erklären. Oft sind das jene Erwachsenen, die mit dem Asperger-Syndrom im Grunde ganz gut zurechtkommen. Sofern sie mit der Selbstdiagnose zufrieden sind, gibt es wohl keinen triftigen Grund für eine offizielle Diagnose.

Anderen betroffenen Erwachsenen reicht eine Selbstdiagnose dagegen nicht aus. Oft nagt im Hintergrund der Zweifel, ob die Selbstdiagnose tatsächlich zutreffend ist oder ob sie sich alles nur einbilden. Und wieder andere Betroffene haben erst gar keine Idee, was die Ursache ihrer Schwierigkeiten sein könnte. In all diesen Fällen ist eine professionelle Diagnose sinnvoll. Es ist allerdings sehr wichtig zu beachten, an wen man sich für eine Diagnose wendet. Dabei kann man viel falsch machen.

Was ist zu beachten?
Entscheidend ist, dass die diagnostizierende Stelle, sei es nun Klinik, Arzt oder Psychologe, auch wirklich Erfahrung in der Diagnose Erwachsener mit dem Asperger-Syndrom hat. Viele Erwachsene haben im Lauf ihres Lebens Anpassungsmechanismen entwickelt, die die Diagnosestellung erheblich erschweren können. Nur geübten Diagnostikern gelingt es, hinter dieser Maske der Anpassung das darunterliegende Asperger-Syndrom zu erkennen.

Noch schwieriger ist die Suche nach geeigneten Diagnostikern für Frauen. Frauen zeigen oft andere Symptome als Männer. Sie sollten daher zudem auf hinreichend Erfahrung mit der Diagnose von Asperger-Frauen achten. Andernfalls laufen sie Gefahr, dass die Symptome nicht erkannt werden und im schlimmsten Fall eine Fehldiagnose gestellt wird. Gerade bei Frauen und auch Mädchen kommt es häufig vor, dass eine falsche Diagnose gestellt wird, bis – oft erst nach mehreren Anläufen – das Asperger-Syndrom als die richtige Ursache der Probleme erkannt wird.

Es zahlt sich jedenfalls aus, eine kompetente Stelle aufzusuchen, selbst dann, wenn die Wartezeiten mehrere Monate dauern sollten.

Nach der Diagnose

Eine Diagnose bedeutet immer eine Zäsur, ob es sich nun um die offizielle Diagnose oder eine Selbstdiagnose handelt. Sie bedeutet einen Wendepunkt im Leben.

Es macht natürlich einen großen Unterschied, ob Eltern völlig unvorbereitet die Asperger-Diagnose ihres Kindes erhalten, oder ob bereits selbstdiagnostizierte Erwachsene in der Diagnose nur eine Bestätigung ihre Vermutung erfahren. Die allererste Reaktion auf die Erkenntnis ist dennoch in beiden Fällen ähnlich: meistens irgendeine Form von Ungläubigkeit und Schock. Im zweiten Fall findet diese Reaktion jedoch eher bereits nach der Selbstdiagnose statt. Zumindest bei Erwachsenen stellt sich dann aber oft ein anderes Gefühl ein. Sobald sie sich einigermaßen an diesen neuen Gedanken gewöhnt haben, überwiegt bei vielen Betroffenen ein Gefühl der Erleichterung.

Ob sich dieses Gefühl auch bei Eltern und betroffenen Kindern einstellt, hängt wohl sehr stark von der individuellen Situation ab.

Viele spätdiagnostizierte Erwachsene empfinden eine Diagnose tatsächlich oft vor allem als Entlastung. Endlich finden sie eine Erklärung für vieles, das ihnen vorher ganz unerklärlich erschien. Im Rückblick ergibt auf einmal vieles Sinn, wie ein Puzzle, das sich plötzlich wie von selbst zusammenfügt. Endlich gibt es eine Antwort, warum sie sich immer so anders gefühlt haben. Warum sie Sozialkontakt so schwierig und anstrengend empfinden. Warum manches nicht bewältigbar erscheint, was anderen Menschen selbstverständlich ist und ganz nebenher gelingt.

Was ändert sich nach der Diagnose?
Zunächst, was ändert sich nicht? Auch nach der Diagnose bleiben Betroffenen die gleichen Menschen, die sie vorher waren, mit all ihren persönlichen Schwächen und Stärken. Daran ändert sich nichts, auch wenn die Ursache dafür bekannt ist. Durch die Diagnose per se kommt niemand der Erfüllung der eigenen Lebensziele auch nur einen Schritt näher. Die Erwartung, aufgrund der Diagnose würde alles automatisch besser, kann nur zu Enttäuschung und Frustration führen. So einfach ist es nicht.

Dennoch: Zu wissen, warum man diese besonderen Schwächen und Schwierigkeiten hat, macht einen enormen Unterschied. Was man zuvor der eigenen Unzulänglichkeit zugeschrieben hat, was als persönliche Schuld erlebt wurde, als etwas, das sich ändern ließe, wenn man sich nur genügend anstrengen würde, stellt sich als etwas Schicksalhaftes heraus. Etwas, das sich beim besten Willen nicht ändern lässt und für das man nicht verantwortlich ist: Ich wurde so geboren, nichts daran ist meine eigene Schuld.

Dieses Bewusstsein, die Schwierigkeiten nicht selbst verschuldet zu haben, verschafft dabei nicht nur Erleichterung. Es hilft, sich mit sich selbst auszusöhnen, sich zu verzeihen und sich selbst so anzunehmen, wie man ist. Das wiederum verhilft zu einer ungekannten Leichtigkeit im Umgang mit den eigenen Schwächen. Kritik wird nicht mehr sofort persönlich genommen, die eigenen Fähigkeiten und deren Grenzen werden realistischer eingeschätzt.

Über diesen Umweg, eine größere Lockerheit und ein höheres Selbstwertgefühl, kann die Diagnose schließlich doch dazu beitragen, Lebenschancen zu erhöhen. Nicht ich selbst habe mich verändert, aber meine Einstellung hat sich geändert. Und das ändert dann doch irgendwie alles.

Akzeptanz
Und noch etwas ändert sich. Man kann beginnen, sich so zu akzeptieren, wie man ist, anstatt zu versuchen, sich zu

ändern und sich der herrschenden, nicht autistischen Norm anzupassen. Akzeptanz bedeutet, den Autismus als Teil der eigenen Identität anzunehmen, mit all seinen Herausforderungen, aber auch den positiven Seiten. Erst wenn man sich selbst akzeptiert, kann man die eigenen Stärken richtig schätzen und entsprechend zum Einsatz zu bringen. Erst dann kann man auch beginnen, langsam und behutsam mehr von seinem authentischen Ich zu zeigen.

Akzeptanz bedeutet, an sich selbst zu wachsen. Akzeptanz bedeutet aber auch, die eigenen Grenzen anzuerkennen. Das wiederum kann erfordern, Lebensziele anpassen zu müssen. Und, noch schmerzhafter, es kann auch bedeuten, unrealistische Ziele aufgeben zu müssen.

So schaffen die Diagnose und Selbsterkenntnis nicht nur Erleichterung und Klarheit. Sie schaffen auch die Möglichkeit, den eigenen Lebensentwurf zu hinterfragen, und – sofern es dazu nicht zu spät ist – ihn entsprechend abzuändern. Das ist zwar nicht immer angenehm, doch letztendlich erhöht es die Chancen auf ein geglücktes Leben.

Nachteile einer Diagnose

Doch nichts ist ohne Nachteile. Die Diagnose hat nicht nur Vorteile, es gibt immer auch negative Auswirkungen.

Nicht nur die Eigenwahrnehmung ändert sich nach der (Selbst-)Diagnose. Auch die Art, wie man von der Umgebung wahrgenommen wird, ändert sich. Und, es lässt sich nicht leugnen, nicht nur zum Positiven. Wo zuerst der Mensch stand, steht jetzt oft nur noch ein Label, eine Zuschreibung. Die Person wird auf die Diagnose reduziert. Und sie sieht sich den vorherrschenden Vorurteilen, Abwertungen und Stigmatisierungen ausgesetzt. Das ist nicht nur persönlich verletzend.

Besonders für betroffene Kinder, teilweise aber auch für Erwachsene, kann diese Einstellung bedeuten, dass sich viele Lebenschancen verschließen oder, noch schlimmer, erst gar nicht bieten. Die Diagnose ist dann gleichbedeutend mit Einschränkung. Den Betroffenen wird plötzlich weniger zugetraut als noch vor der Diagnose. So werden sie nicht selten dazu gedrängt, Lebenswege einzuschlagen, die eine De-facto-Einschränkung ihrer Möglichkeiten bedeuten. Damit schließen sich Türen noch bevor sie sich geöffnet haben.

Auch die Reaktionen von Familie und Freunden sind häufig unerfreulich. Vielfach sehen sich Betroffene, und hier ganz besonders Frauen, Unglauben und Ablehnung gegenüber. Je stärker sie das wahre Ich maskiert, je bessere Anpassungsstrategien sie entwickelt haben, desto ungläubiger reagiert das Umfeld auf eine Diagnose. Eine Selbstdiagnose wird in den meisten Fällen ohnehin grundsätzlich angezweifelt. Das ist besonders belastend, wenn man sich selbst noch im Erkenntnisprozess befindet. Und es schürt zusätzlich Selbstzweifel.

Durch die Diagnose kann auch das Selbstwertgefühl leiden. Und das nicht nur durch die gewöhnungsbedürftige Erkenntnis, mit dem Asperger-Syndrom eine Form der Behinderung zu haben. Was manchen Betroffenen ebenso zu schaffen macht ist, dass all das, was sie bisher so einzigartig gemacht und von allen anderen unterschieden hat, plötzlich einen Namen hat, plötzlich nicht mehr ist als ein Label. So verlieren sie sich ein Stück weit selbst. Auf einmal sind sie, wie schon Ria Lina (Seite 97) beklagte, nicht mehr besonders, sondern einfach ein Mensch mit Asperger. Obwohl Betroffene vor und nach der Diagnose dieselben Menschen sind, in den Augen ihrer Mitmenschen sind sie nach der Diagnose aber plötzlich »anders«. Interessanterweise geht dabei manchmal das eigene, einzigartige Anderssein verloren.

Lebensziele

Das Asperger-Syndrom wirkt im Gegensatz zum frühkindlichen Kanner-Autismus meist nicht unmittelbar lebenseinschränkend, da weder die Sprachfähigkeit noch die Intelligenz eingeschränkt sind. Schwierigkeiten ergeben sich oft vor allem durch das »Funktionieren-Müssen« in einem nicht autistischen Umfeld.

Erwartungshaltung

Ein wesentliches Problem dabei ist, dass man Menschen mit Asperger-Syndrom ihre Schwierigkeiten von außen nicht ansieht. Es wird erwartet, dass sie den üblichen gesellschaftlichen Anforderungen entsprechen, dass sie sich ihrer Intelligenz gemäß im Leben behaupten. Erwartungen, die sie aber nicht immer erfüllen können. Denn die intellektuellen Fähigkeiten allein sagen noch nichts über die praktische Intelligenz aus. Tatsächlich zeichnet sich das Asperger-Syndrom gerade durch eine Diskrepanz aus intellektuellen und praktischen Fähigkeiten aus.

Betroffene können dabei ausgesprochen intelligent sein und in manchen Bereichen ausgezeichnete Leistungen erbringen. Begabungen auf einzelnen Gebieten gehen jedoch mit Schwächen auf anderen Gebieten einher (siehe Kapitel »Stärken stärken« Seite 63). Niemand kann sich vorstellen, dass jemand auf einem Gebiet glänzen kann und gleichzeitig an Dingen scheitert, die ein Kind bewältigen könnte. Es werden Erwartungshaltungen geschürt, die die Betroffenen nicht erfüllen können. So ist ihr Scheitern vorprogrammiert. Gerade undiagnostizierte Betroffene geben sich dann meist selbst die Schuld, wenn sie den Erwartungen nicht entsprechen. Das kann sehr frustrierend sein.

»Ich dachte, ich sei eine ganz furchtbare Person, da ich so vieles nicht erreichen konnte, was erwartet wurde.« [54]

Fred (erhielt seine Diagnose mit 51 Jahren)

So ist das Leben mit dem Asperger-Syndrom oft durch den ständigen Versuch geprägt, dem gesellschaftlichen Erwartungsdruck und den hohen Ansprüchen an sich selbst gerecht zu werden, dabei aber immer wieder an den eigenen Beschränkungen zu scheitern. Ein Leben in der Schwebe zwischen Befähigung und unsichtbarer Behinderung. Das verursacht Ängste, Stress und ist auf die Dauer zermürbend. Auf die weiteren Lebenschancen wirkt sich das dann noch zusätzlich negativ aus.

Lebenszufriedenheit

Es ist daher wenig verwunderlich, wenn die meisten Statistiken belegen, dass Menschen mit Asperger-Syndrom deutlich geringere Aussichten haben, die allgemein üblichen Lebensziele, wie Erfolg im Beruf oder ein erfülltes Familienleben, zu erreichen. Selbst wenn Asperger-Betroffene eine höhere Ausbildung abschließen, sind sie dadurch nicht vor Arbeitslosigkeit, Beschäftigung unter dem Qualifikationsniveau oder geringem sozialen Status gefeit.[55] Schätzungen gehen außerdem davon aus, dass nur etwa die Hälfte intime Partnerschaften hat.[56]

So entmutigend diese Zahlen auch sein mögen, sie zeigen auch, dass es viele Asperger gibt, die sehr wohl ein glückliches Leben führen. Zudem gibt es gute Argumente, dass die Zahlen die tatsächlichen Verhältnisse ungenügend abbilden (Seite 109).

Was vielen Menschen mit Asperger zu schaffen macht, und das ist nicht wirklich überraschend, ist die soziale Isolation. Sie haben zwar in aller Regel ein starkes Bedürfnis nach Rückzug. Sie sind im Allgemeinen auch gerne allein, um etwa ihren Interessen nachzugehen oder zu entspannen. Soziale Kontakte werden außerdem oft als sehr anstrengend empfunden. Dennoch ändert das nichts daran, dass auch Asperger-Betroffene das Bedürfnis nach Verbundenheit und Freundschaft haben. Es fällt ihnen einfach nur schwer, Freunde zu finden und Freundschaften aufrechtzuerhalten. Die Partnersuche ist ebenfalls schwierig. Wenn es aber gelingt, können sie sehr loyale Freunde, Partner und auch gute Eltern sein.

Daneben bereitet vor allem die Jobsituation Probleme. Die Erwerbsbiografie ist trotz vielfach guter Ausbildung, bis hin zum Abschluss eines Hochschulstudiums, meist brüchig. Es gibt zwar nicht sehr viele Daten dazu, doch die Tendenz ist eindeutig: Viele Betroffene haben keinen Vollzeitjob oder arbeiten unter ihrer Qualifikation, die Arbeitslosigkeit ist hoch. Eine australische Studie fand beispielsweise heraus, dass obwohl 86 %

der 130 Studienteilnehmer über eine höhere Bildung verfügten, 45 % von ihnen unter ihrem Qualifikationsniveau beschäftigt waren.[57] Die Schwierigkeiten beginnen meist beim Übergang von der Ausbildung, die noch in einem relativ geschützten Umfeld stattgefunden hat, zum Berufsleben. Das Arbeitsumfeld ist viel dynamischer, weniger vorhersehbar, unsicherer und vor allem konkurrenzbehafteter, und übersteigt daher oft die bescheidenen sozialen Fähigkeiten der Betroffenen. Um im Job bestehen zu können, reicht die fachliche Qualifikation allein nicht aus. Mindestens ebenso wichtig, wahrscheinlich sogar noch wichtiger, ist es, sich an den informellen sozialen Aktivitäten zu beteiligen, sich der sozialen Kämpfe und Hierarchien bewusst zu sein und die Zwischentöne zu beachten. Herausforderungen, die weit über das soziale Verständnis Asperger-Betroffener hinausgehen.

Beständig an seine Grenzen zu stoßen, kann auf Dauer sehr frustrierend sein. Aber auch Ausgrenzung und Bullying tragen dazu bei, dass viele Asperger an Begleiterkrankungen leiden – Studien gehen von bis zu 70% Betroffener aus.[58], [59] Besonders häufig sind Angststörungen und Depressionen. Auch Burnout als Folge ständiger Überforderung ist keine Seltenheit, einer Überforderung, die vielfach der Anstrengung in sozialen Situationen und dem Wissen, Erwartungen nicht gerecht zu werden, geschuldet ist.

Verzerrte Statistik

Bei diesen doch recht entmutigenden Aussichten darf man jedoch nicht vergessen, dass es sich lediglich um Statistiken handelt. Zum einen geben Statistiken nur einen Überblick über Trends und Tendenzen. Sie erlauben keinerlei Rückschlüsse auf die einzelne Person. Zum anderen, und das ist noch entscheidender, leiden Statistiken über das Asperger-Syndrom unter einer verzerrten Datengrundlage. Eine Bloggerin bringt es auf den Punkt. Sie schreibt, dass, sobald man über das Asperger-Syndrom lese, die Nachrichten immer nur negativ seien. Alles sei schlecht, keine Aussicht auf einen vernünftigen Job, keine Chance auf ein erfülltes Familienleben, nur Frust und Depression. Doch ihre persönliche Situation sei eine völlig andere. Sie sei glücklich verheiratet, zufrieden in ihrem Beruf, habe Freunde.[60] Und damit steht sie nicht allein da. Es gibt viele Menschen mit Asperger-Syndrom, die ein ganz normales, erfülltes Leben führen. Sie leben in einer Partnerschaft, haben Kinder, sind erfolgreich in ihrem Beruf. Die Krux dabei: Diese Menschen tauchen in den Statistiken sehr viel seltener auf als jene Asperger, die Probleme haben. Denn, wenn alles gut läuft, gibt es auch keine Veranlassung, sich professionelle Hilfe zu suchen oder eine Diagnose anzustreben. Dann stellt sich erst gar nicht die Frage, ob irgendetwas nicht stimmt. Warum auch. Das ist der Grund, warum die Statistiken so verzerrt sind. Sie spiegeln vor allem die Situation jener Menschen mit

Asperger wider, die tatsächlich Schwierigkeiten in ihrem Leben haben.

Wenn es um die eigenen Lebensziele geht, ist es daher nicht ratsam, sich von irgendwelchen Statistiken beeinflussen zu lassen. Viel wichtiger ist es, zu versuchen, das eigene Leben in die Hand zu nehmen und bei Bedarf rechtzeitig Unterstützung zu suchen.

Chancen verbessern

Wie können Asperger-Betroffene ihre Lebenschancen konkret verbessern? Wie immer sind Unterstützungsbedarf und geeignete Maßnahmen individuell höchst unterschiedlich. Grundsätzlich gilt: Je früher im Leben Unterstützungsmaßnahmen einsetzen, desto vielversprechender die Erfolgsaussichten. Früherkennung und Frühförderung sind dementsprechend wichtig. Aber auch Erwachsene können ihre Situation noch maßgeblich verbessern. Neben professionellen Unterstützungsangeboten gibt es dabei verschiedene Möglichkeiten, die Lebenssituation selbst zu beeinflussen.

Unterstützungsangebote

Es gibt eine Reihe professioneller Angebote, angepasst an den jeweiligen individuellen Unterstützungsbedarf. Einige nützliche Webseiten, die bei der Suche nach Unterstützungsangeboten, Hilfs- und Therapiemaßnahmen weiterhelfen können, sind im Kapitel »Wissenswertes« (Seite 113) aufgelistet.

Eine Möglichkeit, von der die meisten Asperger mehr oder weniger profitieren können, ist das Training sozialer Situationen. Es handelt sich dabei um eine Art Verhaltenstraining, dem jeweiligen Alter und Entwicklungsstand angepasst. Im Prinzip geht es darum, die Komplexität sozialer Situationen zu vereinfachen und in Form überschaubarer Verhaltensweisen durchzusprechen und zu üben. Kinder lernen zum Beispiel, wie man Freunde gewinnt und mit ihnen spielt, trainieren Empathie, Konfliktsituationen und Selbstregulation. Bei Erwachsenen geht es eher darum, wie man verschiedene Alltagssituationen bewältigt. Wie man etwa angemessen Kritik übt oder auf Kritik reagiert, Komplimente macht und annimmt, oder in einer Konversation von einem Thema zu einem andern wechselt. Auf diese Weise kann fehlerhaftes Verhalten durch explizite Positivbeispiele ersetzt werden. Betroffene können in einem sicheren Umfeld ausprobieren, wie sie mögliche Fallstricke, die in komplexen, unvorhersehbaren sozialen Kontexten lauern, am besten vermeiden.

Verhaltensstrategien

Nicht alle Asperger-Betroffene, die mit Schwierigkeiten zu kämpfen haben, benötigen professionelle Hilfe oder möchten diese in Anspruch nehmen. Vielfach reicht schon aus, die Situation selbstständig zu verbessern. Dabei ist wichtig, sich unvoreingenommen und ehrlich mit den eigenen Problemen und Schwierigkeiten auseinanderzusetzen. Dazu gehört, sich einzugestehen, dass vielleicht nicht alles optimal läuft. Und sich in weiterer Folge zu fragen: Was kann ich tun, um meinen Alltag zu erleichtern, Unannehmlichkeiten zu vermeiden und so mein Wohlbefinden zu steigern? Manchmal reichen schon kleine Verhaltensänderungen aus. Zum Beispiel Kopfhörer zu benutzen oder bestimmte Situationen einfach zu meiden. Nicht nur die Lebensqualität lässt sich so steigern, auch der Selbstwert profitiert, wenn die Alltagsschwierigkeiten weniger werden.

Um aus einem momentanen Tief herauszukommen, empfehlen sich vor allem Ablenkung und Sport. Bewegung sorgt dabei nicht nur für Zerstreuung, sondern baut auch Stress ab. Und auch wenn es sich um eine Binsenweisheit handelt, negative Gefühle in Worte zu fassen und sie auf diese Weise einmal »rauszulassen«, kann ebenfalls sehr hilfreich sein.

Es kann aber auch sehr entlastend sein, die Erfahrungen anderer Menschen im Autismus-Spektrum kennenzulernen. Dazu ist es nicht einmal nötig, andere Betroffene persönlich zu treffen. Oft reicht es, Bücher Betroffener zu lesen. Oder noch einfacher, ihre Erfahrungen in den sozialen Medien, zum Beispiel auf YouTube, zu verfolgen. Für die meisten Asperger gehört es zum Alltag, dass ihre Mitmenschen die Welt völlig anders erleben als sie selbst. Zu erkennen, dass es Menschen gibt, die vergleichbare Erlebnisse und Probleme haben, die die Welt um sie herum ähnlich wahrnehmen und empfinden wie man selbst, ist erleichternd und kann durchaus eine lebensverändernde Erfahrung sein. Plötzlich ist man nicht mehr allein. Hier gibt es auf einmal Menschen, denen man sich zugehörig fühlen kann, etwas, das viele so noch nicht erlebt haben.

Wem dies alles nicht hilft, sollte sich jedoch professionelle Unterstützung suchen.

Produkte zur Steigerung der Lebensqualität

Schließlich gibt es auch zahlreiche Produkte, die das Leben erleichtern können, die beim Stressabbau helfen, oder einfach nur Spaß machen. Die meisten dieser Artikel gibt es sowohl für Erwachsene als auch für Kinder.

Stressabbau und Entspannung

Es gibt unterschiedliche Möglichkeiten, Stress abzubauen und sich zu entspannen.

Tiefendruck und Kompression

Tiefendruck ist eine Methode, um durch Hemmung eine entspannende Wirkung zu erzielen. Tiefendruck und Kompression aktivieren das parasympathische Nervensystem, wirken beruhigend und erhöhen das Wohlbefinden.

- Gewichtsdecke: Diese künstlich beschwerten Decken üben eine gleichmäßige Druck-Stimulation aus. Nicht jeder empfindet diese Art Tiefendruck als angenehm. Wem es zusagt, wird diese Decken aber äußerst wohltuend finden. Gewichtsdecken gibt es für Kinder und Erwachsene und sie sollten ca. 10 % des Körpergewichts betragen.
- Sensorische Schaukel: Die Kompression durch eine Kokon-Schaukel oder eine Hängehöhle wirkt beruhigend und vermittelt Kindern ein Gefühl von Geborgenheit und Sicherheit. Enge Hängematten sind eine Alternative für Erwachsene.

Sport und Bewegung

Bewegung und Sport sind gesund, machen Spaß und zählen zu den bewährtesten Methoden, Stress abzubauen. Kinder mit Asperger profitieren dabei besonders von Schaukel oder Trampolin.

- Schaukel: Neben den herkömmlichen Modellen sind große Untertassen-Schaukeln sehr beliebt. Eine Option für Erwachsene: die Hollywood-Schaukel.
- Trampolin: Ein Klassiker, um überschüssige Energie loszuwerden. Trampoline gibt es als Indoor- und Outdoor-Varianten, nicht nur für Kinder, auch für Erwachsene.

Sensorisches Spielzeug

Sensorisches Spielzeug hilft ebenfalls beim Stressabbau, wirkt entspannend und kann außerdem ein unterhaltsamer und angenehmer Zeitvertreib sein.

Es gibt zahlreiche Produkte zu kaufen. Beispiele sind Anti-Stress-Fingerspielzeuge (Fidget Spinner, Fidget Cube), Liquid Motion Bubbler (bunte Flüssigkeiten bilden schwebende Blasen, die langsam nach unten driften) oder sensorische Stressbälle.

Schutz vor störenden Reizen

Sinneswahrnehmungen können nicht nur Spaß machen, sie können auch äußerst störend sein.

- Noise-cancelling-Kopfhörer: Zugegeben, geräuschreduzierende, den Lärm abschirmende Kopfhörer bedienen ein klassisches Autismus-Klischee. Doch wer jemals mit diesen Kopfhörern den Staubsauger bedient hat, wird nie mehr darauf verzichten wollen. Es ist dabei gar nicht notwendig, die teuren High-End-Produkte zu kaufen. Achtung: Nicht im Straßenverkehr verwenden!
- Sonnenbrille: Noch ein Autismus-Stereotyp, aber für viele Betroffene, die unter grellem Sonnenlicht leiden, nahezu unverzichtbar.

Kapitel 8: Wissenswertes

Zuletzt noch einiges an Wissenswertem, praktische Hinweise und allgemein Interessantes für Asperger-Betroffene und deren Angehörige.

Diagnostik

Vor der Entscheidung, einen möglichen Verdacht auf das Asperger-Syndrom diagnostisch abklären zu lassen, tauchen in der Regel einige Fragen auf. An wen kann man sich für eine Diagnose wenden? Wie läuft die Diagnose ab? Welche Kosten sind zu erwarten?

Verdachtsdiagnose – Selbsttests

Der erste Schritt zur Diagnose ist eine Verdachtsdiagnose. Wer glaubt, selbst betroffen zu sein, oder ein Familienmitglied befinde sich im Autismus-Spektrum, kann auf Selbsttests zurückgreifen, die einen ersten Anhaltspunkt liefern, ob dieser Verdacht begründet ist oder nicht. Diese »Screening«-Tests sind jedoch kein Ersatz für eine Diagnose. Sie geben nur eine Wahrscheinlichkeit an, mit der sich die betreffende Person im Autismus-Spektrum befindet. Doch selbst eine hohe Wahrscheinlichkeit bedeutet noch keine Bestätigung des Verdachts, da auch andere Gründe dafür verantwortlich sein könnten. Dennoch stellt eine hohe Wahrscheinlichkeit einen begründeten Verdacht dar. Bei einem Kind sollte in diesem Fall unbedingt eine professionelle Diagnostik erfolgen. Erwachsene werden dagegen – je nach individueller Lebenssituation und Lebenszufriedenheit – entscheiden, ob sie von einer offiziellen Diagnose profitieren würden oder ob die »Selbstdiagnose« ausreicht.

Der bekannteste Selbsttest ist der sogenannte »Autismus Quotient« (AQ-Test). Er wurde von Simon Baron-Cohen am Autism Research Center in Cambridge entwickelt. Der AQ-Test besteht aus 50 Fragen und gibt eine gute Einschätzung ab, wie viele autistische Merkmale eine Person aufweist. Bei Erwachsenen liegt der Schwellenwert bei 32 von maximal 50 Punkten: Nicht autistische Personen erzielen bei dem Test im Durchschnitt 16 Punkte, 80 % aller Asperger (aber nur 2 % der Nicht Autisten) erreichen dagegen 32 oder mehr Punkte[61]. Der AQ-Test ist anonym, kostenlos und frei verfügbar, auch in Form von Online-Versionen, die die Ergebnisse automatisch auswerten.

Eine deutsche Online-Version mit automatischer Auswertung ist zum Beispiel bei »Autismus-Spektrum-Portal« verfügbar (siehe Empfehlungen, Seite 127), die auch eine deutsche Online-Version des »Reading-the-Mind-in-the-Eyes-Tests« (ebenfalls kostenlos und anonym) zur Verfügung stellt.

Der »Reading-the-Mind-in-the-Eyes-Test« (Test zur Erkennung des Gefühlsausdrucks an den Augen) überprüft die Fähigkeit, Emotionen anhand der Augenpartie zu erkennen. Vielen Asperger-Betroffenen fällt das bekanntlich schwer.

Der AQ-Test wurde am Autism Research Center der University of Cambridge auch für andere Altersgruppen entwickelt (siehe Empfehlungen Seite 127): Es gibt Versionen für Kinder und Jugendliche. Diese werden in der Regel von den Eltern ausgefüllt. Eine jeweils separate Datei mit dem Auswerteschlüssel (»Scoring Key«) wird ebenfalls angeboten. Der Schwellenwert für Jugendliche, ab dem ein begründeter Verdacht besteht, liegt bei 30 von maximal 50 Punkten[62], für Kinder liegt er bei 76 von maximal 150 Punkten[63].

Anlaufstellen für eine Asperger-Diagnostik

Bei Verdacht auf das Vorliegen eines Asperger-Syndroms kann man sich an psychiatrische oder psychologische Fachkräfte im niedergelassenen Bereich oder in Kliniken wenden. Webseiten mit Adressen für Anlaufstellen für eine Diagnostik des Asperger-Syndroms finden Sie im Anhang bei den Empfehlungen (Seite 127).

Bei der Wahl der Fachkraft für die Diagnoseerstellung ist es wichtig, vorher abzuklären, ob sie über umfassende klinische Erfahrung mit dem Asperger-Syndrom verfügt. Erwachsene sollten zudem klären, ob ausreichend Erfahrung in der Diagnose Erwachsener besteht. Mädchen und Frauen sollten auf Erfahrung mit der weiblichen Ausprägung des Asperger-Syndroms achten.

Man sollte zudem vorab klären, ob die Diagnostik über Krankenschein möglich ist. Das hängt davon ab, ob eine Kassenzulassung besteht. Wenn nicht, ist mit Kosten von zumindest 600 Euro zu rechnen.

Schließlich ist zu beachten, dass vielfach Wartezeiten von mehreren Monaten bestehen.

Ablauf einer Asperger-Diagnostik

Da es keine Biomarker gibt, um das Asperger-Syndrom zu diagnostizieren, beruht die Diagnose ausschließlich auf einer klinisch-psychologischen/psychiatrischen Untersuchung. Eine Asperger-Diagnostik ist daher komplex und unterteilt sich zumeist in ein Erstgespräch, Autismus-spezifische und psychologische Tests und Befragungen, bei Bedarf auch Intelligenz- oder Sprachtests, und schließlich ein Abschlussgespräch. Dazu sind üblicherweise mehrere Termine nötig. Insgesamt dauert die Diagnostik, je nachdem, welche Testungen durchgeführt werden, ungefähr 5–10 Stunden. Im Abschlussgespräch werden die Ergebnisse besprochen, Empfehlungen gegeben und eine mögliche weitere Vorgehensweise – und bei Bedarf Therapie- und Fördermöglichkeiten – besprochen.

Für eine Diagnose ist es wichtig, dass sich die Fachkraft ein möglichst umfassendes Bild über die für Autismus relevanten Fähigkeiten und Verhaltensweisen, die aktuelle Situation und die Entwicklungsgeschichte der betroffenen Person machen kann. Bei Kindern stellt daher eine strukturierte Befragung der Eltern neben Verhaltensbeobachtungen des Kindes einen wesentlichen Teil des Diagnoseverfahrens dar. Bei Erwachsenen besteht, neben Fragebögen und Tests, der Großteil der Diagnostik aus Interviews der betroffenen Person. Aber auch bei Erwachsenen wird, soweit das noch möglich ist, versucht, sich über Befragung der Eltern ein Bild über die Kindheit der betroffenen Person zu machen. Gegebenenfalls wird auch auf andere Quellen, zum Beispiel Schulzeugnisse, zurückgegriffen.

Unter den Autismus-spezifischen Verfahren gelten die Kombination aus ADOS (Beobachtungsskala für Autistische Störungen) und ADI-R (Diagnostisches Interview für Autismus – revidierte Version) als Goldstandard. Dabei muss jedoch beachtet werden, dass beide Verfahren in erster Linie für die Diagnose von frühkindlichem Autismus konzipiert wurden. ADI-R ist ein standardisiertes, halbstrukturiertes Interview eines Elternteils zur Entwicklungsgeschichte, den kommunikativen Fähigkeiten, dem sozialen Verhalten sowie stereotypen Interessen und Aktivitäten des Kindes. Erwachsene werden in einem diagnostischen Interview selbst befragt. ADOS ist ein standardisiertes Protokoll zur Beurteilung der sozialen und kommunikativen Fähigkeiten. Die Untersuchungsmethode unterscheidet sich dabei je nach Alter und Sprachfähigkeit der zu untersuchenden Person und reicht von der Beobachtung von Kindern in gezielten spielerischen Situationen bis hin zu Interviews bei Erwachsenen.

Allgemeine Diagnosekriterien

Die Beurteilung der durchgeführten Testverfahren orientiert sich an den bestehenden Diagnoserichtlinien. Das Vorhandensein jeder Form einer Autismus-Spektrum-Störung wird dabei nicht durch einzelne Symptome definiert, sondern durch eine charakteristische Symptomenkonstellation.

Die Diagnoserichtlinien sind in der ICD, der »Internationalen Klassifikation der Krankheiten« festgelegt. Die ICD wird von der Weltgesundheitsorganisation WHO herausgegeben und in weiten Teilen Europas angewendet. In den USA gilt hingegen das »Diagnostic and Statistical Manual of Mental Disorders« (DSM), herausgegeben von der amerikanischen Gesellschaft für Psychiatrie.

Am 1. Januar 2022 ist die 11. Fassung der ICD erschienen. Bis zur Übersetzung dieser Fassung kommt nach wie vor die zehnte Ausgabe, die ICD-10, zur Anwendung. Diese Unterscheidung ist wichtig, da die Diagnosekriterien für alle Autismus-Formen in der ICD-11 grundlegend überarbeitet wurden. Die Überarbeitung orientiert sich dabei an der fünften Fassung des DSM (DSM-5), die im Jahr 2013 erschienen ist.

Diagnosekriterien nach ICD-10

In der ICD-10 stellt das »Asperger-Syndrom« eine eigenständige Diagnose dar, die neben »Frühkindlichem Autismus«, »Atypischem Autismus« und fünf weiteren Entwicklungsstörungen zu den »Tiefgreifenden Entwicklungsstörungen« zählt.

Für die Diagnose F84.5 »Asperger-Syndrom« gelten folgende Kriterien (gekürzt):

- »Die wechselseitigen sozialen Interaktionen sind qualitativ abnorm in mindestens zwei der folgenden Merkmale: 1. Unvermögen oder Mängel in Bezug auf nonverbale Kommunikation; 2. Unvermögen in Bezug auf Beziehungen zu Gleichaltrigen; 3. Mangel an sozioemotionaler Gegenseitigkeit; und 4. fehlender Wunsch, Vergnügen, Interessen und Errungenschaften mit anderen zu teilen.«
- »Ungewöhnlich starke Interessen oder begrenzte, repetitive und stereotype Verhaltensmuster und Aktivitäten in mindestens einem der folgenden Bereiche: 1. konzentrierte Beschäftigung mit begrenzten Interessen; 2. Befolgung non-funktionaler Routinen; 3. stereotype und repetitive Bewegungsmuster; und 4. Beschäftigung mit non-funktionalen Elementen oder Spielmaterialen.«
- »Die gesprochene oder rezeptive Sprache und die kognitive Entwicklung sind nicht verzögert.«

Neuerungen der Diagnosekriterien nach ICD-11

In der ICD-11 gibt es zwei grundsätzliche Neuerungen der Autismus-Diagnoserichtlinien. Statt unterschiedlicher

Autismus-Diagnosen wie »Frühkindlicher Autismus« oder »Asperger-Syndrom« gibt es nur noch eine einzige Diagnose, die »Autismus-Spektrum-Störung«. Die Diagnose »Asperger-Syndrom« existiert nicht mehr. Um der Heterogenität des autistischen Spektrums dennoch gerecht zu werden, werden verschiedene Unterkategorien der Autismus-Spektrum-Störung gebildet. Diese Unterkategorien definieren sich danach, ob und inwieweit die Sprachfähigkeit und die intellektuelle Fähigkeit beinträchtig sind. Asperger-Betroffene erhalten in der ICD-11 die Diagnose 6A02.0 »Autismus-Spektrum-Störung ohne Störung der intellektuellen Entwicklung und mit milder oder keiner Beeinträchtigung der funktionalen Sprache«.

Die zweite grundlegende Änderung betrifft die Symptomenkombination. Symptome des Sozialverhaltens und der Kommunikation werden in einem Komplex zusammengefasst. Die bisher gültige Triade aus Defiziten im Sozialverhalten und der Kommunikation sowie repetitiven Verhaltensmustern wurde durch zwei Symptomenkomplexe ersetzt: 1.) Defizite in der sozialen Kommunikation und Interaktion und 2.) eingeschränkte, repetitive Verhaltensmuster und Interessen. Die genauen Richtlinien lauten: »Defizite in der Fähigkeit, reziproke soziale Interaktionen und soziale Kommunikation zu initiieren und aufrechtzuerhalten sowie restriktive, repetitive und unflexible Verhaltensmuster, Interessen oder Aktivitäten, die dem Alter und soziokulturellen Kontext entsprechend eindeutig untypisch oder exzessiv sind.«

Die Symptomenkomplexe werden zudem nicht mehr anhand expliziter Beispiele, sondern anhand umfassender Leitbilder mit einer Liste möglicher Beispiele definiert, die auf verschiedene Alters- und Entwicklungsstufen anwendbar sind, und so der großen individuellen Variation Rechnung tragen. Auch der Symptombeginn wurde adaptiert und berücksichtigt nun, dass manche Symptome erst auftreten, wenn die sozialen Anforderungen die Fähigkeiten überstiegen.

Es wird weiterhin festgehalten, dass die Symptome schwer genug sein müssen, um zu einer Beeinträchtigung in wichtigen Lebensbereichen zu führen und dass sie eine allgegenwärtige, dauerhafte Eigenart des Betroffenen darstellen.

Therapiemöglichkeiten

Nach der Diagnose stellt sich die Frage, ob die Lebenssituation der Betroffenen durch Förder- und Therapieangebote verbessert werden kann. Die meisten Therapieangebote richten sich dabei an Kinder und Jugendliche. Es gibt aber auch Angebote für Erwachsene.

Das Asperger-Syndrom ist keine Krankheit, es kann daher auch nicht ursächlich behandelt werden. Dennoch gibt es verschiedene Therapiemöglichkeiten, die vor allem darauf abzielen, den Alltag leichter zu bewältigen, die Lebenschancen zu verbessern und die Lebenszufriedenheit zu steigern. Ob und welche Therapien sinnvoll sind, richtet sich dabei nach den individuellen Erfordernissen, insbesondere dem Alter und dem Schweregrad der Asperger-Symptome. Dabei gilt: Je jünger die Betroffenen sind, umso größer sind die Erfolgsaussichten der verschiedenen Förder- und Therapiemaßnahmen. Eine Therapie kann aber auch bei Erwachsenen hilfreich sein, deren Asperger-Syndrom erheblichen Leidensdruck verursacht. Erwachsene Asperger ohne größere Probleme benötigen dagegen keine Therapie.

Hauptziel therapeutischer Maßnahmen ist die Verbesserung der sozialen Fähigkeiten. Mithilfe verhaltenstherapeutischer Verfahren können soziale und kommunikative Fertigkeiten erlernt und geübt werden, in Gruppentherapien und sozialem Kompetenztraining können soziale Regeln und kommunikative Fähigkeiten trainiert werden. Unterstützend können auch Musik- und Kunsttherapien oder Therapien mit Tieren eingesetzt werden, bei Schwierigkeiten mit der Motorik zudem Ergotherapie. Bei zusätzlich zum Asperger-Syndrom auftretenden psychischen Erkrankungen, zum Beispiel einer Depression oder Angstzuständen, kann eine Psychotherapie, allenfalls unterstützt durch Medikamente, helfen.

Therapien sind besonders erfolgversprechend, wenn sie bereits im Rahmen der Frühförderung stattfinden. Mithilfe altersgerechter Verhaltenstherapien erlernen Kindern soziale und kommunikative Fähigkeiten. Im Rollenspiel werden in der Gruppe soziale Situationen geübt, soziale Geschichten zeigen Kindern, was Menschen in sozialen Situationen denken und fühlen, Teilfertigkeiten des Sozialverhaltens und der Kommunikation werden einzeln geübt, etwa Augenkontakt, Grüßen oder der Umgang mit Konflikten. Wichtig bei älteren Kindern ist auch die Aufklärung über das Asperger-Syndrom.

Erwachsenen hilft die kognitive Verhaltenstherapie, sich in verschiedenen sozialen Situationen adäquat zu verhalten. In Gruppentherapien kann der soziale Umgang in einem geschützten Rahmen geübt werden. Sie liefern zudem die Möglichkeit, sich gegenseitig auszutauschen und geben die Erkenntnis, dass es auch andere gibt, die mit ähnlichen Schwierigkeiten zu kämpfen haben.

Rechtliche Situation

Zwei Rechtsfragen, die für Asperger-Betroffene von Interesse sein können.

Gilt das Asperger-Syndrom als Behinderung?

Die Frage, ob das Asperger-Syndrom als eine Behinderung gilt, lässt sich nicht pauschal beantworten, sondern hängt vom jeweiligen Einzelfall ab. Nach den gegenwärtigen Richtlinien in Deutschland ist zur Feststellung einer Autismus-Spektrum-Störung als Behinderung eine Diagnose nach ICD-10 (z.B. F84.5 für Asperger-Syndrom) erforderlich. Autismus-Spektrum-Störungen erhalten dabei einen Grad der Behinderung (GdB) nach den sozialen Anpassungsschwierigkeiten, die dann vorliegen, wenn die Integrationsfähigkeit in Lebensbereiche (z.B. Regel-Kindergarten, Regel-Schule, allgemeiner Arbeitsmarkt) nicht ohne besondere Förderung oder Unterstützung (z.B. durch Eingliederungshilfe) gegeben ist: ohne soziale Anpassungsschwierigkeiten beträgt der GdB 10–20, mit leichten beträgt der GdB 30–40, mit mittleren oder schweren beträgt der GdB 50–100. Eine Person gilt ab einem GdB von 20 als behindert, ab einem GdB von 50 als schwerbehindert.

Die Feststellung einer Behinderung ist bedeutsam, da Kinder, Jugendliche und junge Erwachsene mit Behinderung einen Anspruch auf Eingliederungshilfe haben. Dazu zählen beispielsweise Frühförderung, Integrationshilfe in der Schule, Unterstützung für Studierende oder Hilfen zur Teilhabe am Arbeitsleben.

Muss der Arbeitgeber von der Diagnose erfahren?

Eine Asperger-Diagnose muss dem Arbeitgeber weder ungefragt noch auf Nachfrage mitgeteilt werden.

Allgemein interessant

Zuletzt noch zwei Themen, die auch abseits praktischer Erwägungen von Interesse sein können.

Häufigkeit des Autismus-Spektrums

Schätzungen zufolge befindet sich etwa 1 % der Gesamtbevölkerung im Autismus-Spektrum[64], knapp die Hälfte davon mit intellektueller Beeinträchtigung.[65] Eine aktuelle Studie aus den USA geht davon aus, dass sogar eines von 44 Kindern im Autismus-Spektrum ist.[66] Noch bis in die 1980er-Jahre wurde Autismus in Deutschland nur bei geschätzt 1 Person von 2500 (0,04 %) diagnostiziert. Gründe für diesen dramatischen Anstieg der Prävalenz sind vor allem Änderungen der Diagnosekriterien, die zunehmend auch milder Betroffene ohne intellektuelle Einschränkung berücksichtigen. Auch gestiegenes öffentliches Bewusstsein und die Erkenntnis, dass Erwachsene ebenso betroffen sind, führen zu vermehrten Diagnosen. Nicht auszuschließen ist außerdem die Möglichkeit, dass autistische Störungen an sich häufiger wurden und zudem durch die zunehmende Extrovertiertheit der Gesellschaft auch eher auffallen.

Geschlechterverhältnis

Das Geschlechterverhältnis Betroffener im Autismus-Spektrum ist etwa 4:1 männlich dominiert, neuere Studien gehen von 3:1 aus.[67, 68] Dieses Ungleichgewicht der Geschlechter liegt zum Teil an biologischen Unterschieden. Forscher nehmen an, dass Mädchen und Frauen bis zu einem gewissen Grad vor dem Autismus-Spektrum geschützt sind und vermuten genetische oder hormonelle Faktoren hinter dieser Schutzwirkung.[69] Das Geschlechterungleichgewicht liegt aber auch daran, dass das Autismus-Spektrum bei Mädchen und Frauen seltener erkannt wird. Das gilt besonders für das Asperger-Syndrom. Tatsächlich ist das Geschlechterungleichgewicht beim Asperger-Syndrom ausgeprägter ist als bei frühkindlichem Autismus.

Es gibt mehrere Gründe, warum Mädchen selbst bei gleich schweren Symptomen seltener und später diagnostiziert werden als Jungen (Seite 17). Die Diagnoserichtlinien orientieren sich am männlichen Erscheinungsbild, weibliche Symptome werden daher leichter übersehen. Hinzu kommt die gängige Vorstellung, Autismus betreffe vor allem Jungen und Männer. Zudem sind Mädchen und Frauen geschickter darin, ihren Autismus zu tarnen. Mädchen neigen im Gegensatz zu Jungen auch weniger dazu, ihre Schwierigkeiten in Form aggressiven Verhaltens zu externalisieren. Sie ziehen sich eher zurück. So fallen ihre Probleme weniger auf. Geschlechterstereotype spielen ebenfalls eine Rolle, denn Rückzug und Schüchternheit werden bei Mädchen als etwas Normales angesehen.

Geschichtlicher Überblick

1911: Der Begriff Autismus wird erstmals durch den Schweizer Psychiater Eugen Bleuler als Teilsymptom der Schizophrenie verwendet.

1940er-Jahre: Zwei Subtypen von Autismus werden unabhängig voneinander in den USA und in Wien beschrieben:

- **1943:** Der österreichisch-amerikanische Kinder- und Jugendpsychiater Leo Kanner beschreibt in den USA als Erster den frühkindlichen Autismus (auch Kanner-Autismus) und prägt über Jahrzehnte ein Verständnis, das Autismus mit frühkindlichem Autismus gleichsetzt.
- **1944:** Der Wiener Kinderarzt und Heilpädagoge Hans Asperger beschreibt in seiner Habilitationsschrift »Die Autistischen Psychopathen im Kindesalter« eine andere Form von Autismus, die später als Asperger-Syndrom bezeichnet wird. Die Arbeit bleibt lange Zeit weitgehend unbekannt.

1950er- bis 1960er-Jahre: Die durch Kanner und Bruno Bettelheim geprägte Vorstellung, sogenannte »Kühlschrankmütter« würden durch emotionale Kälte den Autismus ihrer Kinder verursachen, trägt über Jahrzehnte stark zur Stigmatisierung von Autismus bei. Sie wird ab den 1970er-Jahren unter anderem durch Zwillingsstudien widerlegt.
1980er-Jahre: Die Erkenntnis setzt sich durch, dass Autismus nicht heilbar ist und aus autistischen Kindern autistische Erwachsenen werden.
1981: Das Asperger-Syndrom wird durch die englische Kinderpsychiaterin Lorna Wing wiederentdeckt. Sie sieht das Asperger-Syndrom als Teil des Autismus-Spektrums.
1988: Der Film »Rain Man« bringt das Thema Autismus in das öffentliche Bewusstsein.
1990: Das Asperger-Syndrom wird als Diagnose in die 10. Ausgabe des Diagnosehandbuchs der WHO (ICD-10) aufgenommen. 1994 folgt die Aufnahme in die vierte Ausgabe des amerikanischen Diagnosehandbuchs DSM-4.
2013: In der 5. Ausgabe des amerikanischen Diagnosehandbuchs (DSM-5) wird die Diagnose »Asperger-Syndrom« durch die Diagnose »Autismus-Spektrum-Störung« ersetzt.
2022: Auch im aktuellen Diagnosehandbuch der WHO (ICD-11) verschwindet die Diagnose »Asperger-Syndrom« zugunsten der Diagnose »Autismus-Spektrum-Störung«.

Hans Asperger und der Nationalsozialismus

An der Diagnose »Asperger-Syndrom« wird nicht länger festgehalten, da die Wissenschaft keinen eindeutigen Unterschied zwischen dem Asperger-Syndrom und hochfunktionalem Autismus ausmachen kann. Das Verschwinden der Diagnose kommt aber auch aus einem anderen Grund nicht ganz ungelegen. Hans Asperger stand lange Zeit im Ruf, ein Gegner der Nationalsozialisten gewesen zu sein. Neuere Untersuchungen kommen dagegen zum Schluss, dass er durchaus mit dem NS-Regime kooperiert hat.[70] Es gibt zudem Hinweise, dass er mehrere Kinder an die Wiener Anstalt »Am Spiegelgrund« überwiesen hat, in der über 700 Kinder ermordet wurden.

Stichwortverzeichnis

Quellenangaben

1 Attwood, T.: Leben mit dem Asperger-Syndrom. Von Kindheit bis Erwachsensein – alles was weiterhilft. TRIAS 2019.

2 Volkmar, F.R., Lord, C., Bailey, A., Schultz, R.T. und Klin, A.: Autism and pervasive developmental disorders. Journal of Child Psychology and Psychiatry 45, 135–170, 2004.

3 Loomes, R., Hull, L. und Mandy, W.P.L.: What is the male-to-female ratio in autism spectrum disorder? A systematic review and meta-analysis. Journal of the American Academy of Child & Adolescent Psychiatry 56, 466–474, 2017.

4 Publikationen, die entweder »Asperger« oder »Autism spectrum disorder« im Titel haben

5 Sandin, S., Lichtenstein, P., Kuja-Halkola, R., Larsson, H., Hultman, C.M. und Reichenberg, A.: The familial risk of autism. JAMA 311, 1770–1777, 2014.

6 Abrahams, B.S. und Geschwind, D.H.: Advances in autism genetics: on the threshold of a new neurobiology. Nature Reviews Genetics 9, 341–355, 2008.

7 Klei, L., Sanders, S.J., Murtha, M.T., Hus, V., Lowe, J.K., Willsey, A.J. et al.: Common genetic variants, acting additively, are a major source of risk for autism. Molecular Autism 3, 1–13, 2012.

8 Gaugler, T., Klei, L., Sanders, S.J., Bodea, C.A., Goldberg, A.P., Lee, A.B. et al.: Most genetic risk for autism resides with common variation. Nature Genetics 46, 881–885, 2014.

9 Clarke, T.K., Lupton, M.K., Fernandez-Pujals, A.M., Starr, J., Davies, G., Cox, S. et al.: Common polygenic risk for autism spectrum disorder (ASD) is associated with cognitive ability in the general population. Molecular Psychiatry 21, 419–425, 2015.

10 Polimanti, R. und Gelernter, J.: Widespread signatures of positive selection in common risk alleles associated to autism spectrum disorder. PLoS Genetics 13, e1006618, 2017.

11 Kong, A., Frigge, M.L., Masson, G., Besenbacher, S., Sulem, P., Magnusson, G., Stefansson, K.: Rate of de novo mutations and the importance of father's age to disease risk. Nature 488, 471–475, 2012.

12 Hultman, C.M., Sandin, S., Levine, S.Z., Lichtenstein, P. und Reichenberg, A.: Advancing paternal age and risk of autism: new evidence from a population-based study and a meta-analysis of epidemiological studies. Molecular Psychiatry 16 1203–1212, 2011.

13 Gratten, J., Wray, N.R., Peyrot, W.J., McGrath, J.J., Visscher, P.M. und Goddard, M.E.: Risk of psychiatric illness from advanced paternal age is not predominantly from de novo mutations. Nature Genetics 48, 718–724, 2016.

14 Ronald, A. und Hoekstra, R.A.: Autism spectrum disorders and autistic traits: a decade of new twin studies. American Journal of Medical Genetics Part B: Neuropsychiatric Genetics 156, 255–274, 2011.

15 Modabbernia, A., Velthorst, E. und Reichenberg, A.: Environmental risk factors for autism: an evidence-based review of systematic reviews and meta-analyses. Molecular Autism 8, 1–16, 2017.

16 Christensen, J., Grønborg, T.K., Sørensen, M.J., Schendel, D., Parner, E.T., Pedersen, L.H. und Vestergaard, M.: Prenatal valproate exposure and risk of autism spectrum disorders and childhood autism. JAMA 309, 1696–1703, 2013.

17 Gardener, H., Spiegelman, D. und Buka, S.L.: Prenatal risk factors for autism: comprehensive meta-analysis. The British Journal of Psychiatry 195, 7–14, 2009.

18 Chess, S., Fernandez, P., und Korn, S.: Behavioral consequences of congenital rubella. The Journal of Pediatrics 93, 699–703, 1978.

19 Yamashita, Y., Fujimoto, C., Nakajima, E., Isagai, T. und Matsuishi, T.: Possible association between congenital cytomegalovirus infection and autistic disorder. Journal of Autism and Developmental Disorders 33, 455–459, 2003.

20 Dawson, G., Meltzoff, A.N., Osterling, J., Rinaldi, J. und Brown, E.: Children with autism fail to orient to naturally occurring social stimuli. Journal of Autism and Developmental Disorders 28, 479–485, 1998.

21 Clements, C., Zoltowski, A.R., Yankowitz, L.D., Yerys, B.E., Schultz, R.T. und Herrington, J.D.: Evaluation of the social motivation hypothesis of autism: a systematic review and meta-analysis. JAMA Psychiatry 75, 797–808, 2018.

22 Rubenstein, J.L.R. und Merzenich, M.M.: Model of autism: increased ratio of excitation/inhibition in key neural systems. Genes, Brain and Behavior 2, 255–267, 2003.

23 Ben-Ari, Y., Khalilov, I., Kahle, K. und Cherubini, E.: The GABA excitatory/inhibitory shift in brain maturation and neurological disorders. The Neuroscientist 18, 467–486, 2012.

24 Guastella, A.J. und Hickie, I.B.: Oxytocin treatment, circuitry, and autism: a critical review of the literature placing oxytocin into the autism context. Biological Psychiatry 79, 234–242, 2016.

25 z.B. Belmonte, M.K., Allen, G., Beckel-Mitchener, A., Boulanger, L.M., Carper, R.A. und Webb, S.J.: Autism and abnormal development of brain connectivity. Journal of Neuroscience 24, 9228–9231, 2004.

26 Baron-Cohen, S., Ring, H.A., Bullmore, E.T., Wheelwright, S., Ashwin, C. und Williams, S.C.R.: The amygdala theory of autism. Neuroscience & Biobehavioral Reviews 24, 355–364, 2000.

27 Markram, H., Rinaldi, T. und Markram, K.: The intense world syndrome – an alternative hypothesis for autism. Frontiers in Neuroscience 1, 6, 2007.

28 Hamilton, A.F.D.C.: Reflecting on the mirror neuron system in autism: a systematic review of current theories. Developmental Cognitive Neuroscience 3, 91–105, 2013.

29 Rogers, K., Dziobeck, I., Hassenstab, J., Wolf, O. und Convit, A.: Who cares? Revisiting empathy in Asperger Syndrome. Journal of Autism and Developmental Disorders 37, 709–715, 2007.

30 Attwood, T.: Is Asperger's syndrome the next stage of human evolution? Australian Story, ABC, 2017.

31 »Yo Samdy Sam«https://www.youtube.com/watch?v=1yva4RZW_s0

32 https://www.pmlive.com/pmhub/medical_communications/11_london/press_releases/funny,_ha_ha_how_neurodiverse_comedy_can_help_us_understand_each_other

33 Mazefsky, C.A., Herrington, J., Siegel, M., Scarpa, A., Maddox, B.B., Scahill, L. und White, S.W.: The role of emotion regulation in autism spectrum disorder. Journal of the American Academy of Child & Adolescent Psychiatry 52, 679–688, 2013.

34 Attwood, T.: Leben mit dem Asperger-Syndrom. Von Kindheit bis Erwachsensein – alles was weiterhilft. TRIAS 2019.

35 De Martino, B., Harrison, N.A., Knafo, S., Bird, G. und Dolan, R. J.: Explaining enhanced logical consistency during decision making in autism. Journal of Neuroscience 28, 10746–10750, 2008.

36 Hu, Y., Pereira, A.M., Gao, X., Campos, B.M., Derrington, E., Corgnet, B. et al.: Right temporoparietal junction underlies avoidance of moral transgression in Autism Spectrum Disorder. Journal of Neuroscience 41, 1699–1715, 2021.

37 Rozenkrantz, L., D'Mello, A.M. und Gabrieli, J.D.: Enhanced rationality in autism spectrum disorder. Trends in Cognitive Sciences 25, 685–696, 2021.

38 Mottron, L.: The power of autism. Nature 479, 33–35, 2011.

39 derstandard.at/2000033998063

40 »Autismus: Ein Leben in High Definition«: https://quergedachtes.com/autismus-ein-leben-in-high-definition

41 Ashwin, E., Ashwin, C., Rhydderch, D., Howells, J. und Baron-Cohen, S.: Eagle-eyed visual acuity: an experimental investigation of enhanced perception in autism. Biological Psychiatry 65, 17–21, 2009.

42 Mitchell, P. und Ropar, D.: Visuo-spatial abilities in autism: A review. Infant and Child Development: An International Journal of Research and Practice 13, 185–198, 2004.

43 Vogeley, K.: Autismus – Störung oder Stärke? In: Autismus Stärke oder Störung. autismus Deutschland e.V. (Hrsg.), von Loeper Literaturverlag, 2020, 15–30.

44 Izuma, K., Matsumoto, K., Camerer, C.F. und Adolphs, R.: Insensitivity to social reputation in autism. Proceedings of the National Academy of Sciences 108, 17302–17307, 2011.

45 Asperger, H.: Problems of infantile autism. Communication 13, 45–52, 1979.

46 Müller, E., Schuler, A. und Yates, G.B.: Social challenges and supports from the perspective of individuals with Asperger syndrome and other autism spectrum disabilities. Autism 12, 173–190, 2008.

47 Grandin, T.: The way I see it: A personal look at autism & Asperger's. Future Horizons, 2015.

48 Attwood, T.: Leben mit dem Asperger-Syndrom. Von Kindheit bis Erwachsensein – alles was weiterhilft. TRIAS 2019.

49 Lipinski S.: Autismus. Das Selbsthilfebuch. Balance Verlag 2020.

50 Preissmann, C.: Mit Autismus leben – Eine Ermutigung. In: Autismus Stärke oder Störung. autismus Deutschland e.V. (Hrsg.), von Loeper Literaturverlag, 2020, 338–356.

51 YouTube Kanäle «Aspergers from the Inside«, «Yo Samdy Sam«

52 Jones, R.S., Zahl, A. und Huws, J.C.: First-hand accounts of emotional experiences in autism: A qualitative analysis. Disability & Society 16, 393–401, 2001.

53 Page, T.: Parallel play. Anchor Books, 2010.

54 Jones, R.S., Zahl, A. und Huws, J.C.: First-hand accounts of emotional experiences in autism: A qualitative analysis. Disability & Society 16, 393–401, 2001.

55 Chen, J.L., Leader, G., Sung, C. und Leahy, M.: Trends in employment for individuals with autism spectrum disorder: A review of the research literature. Review Journal of Autism and Developmental Disorders 2, 115–127, 2015.

56 Lehnhardt, F. G., Gawronski, A., Pfeiffer, K., Kockler, H., Schilbach, L., & Vogeley, K.: The investigation and differential diagnosis of Asperger syndrome in adults. Deutsches Ärzteblatt International 110, 755–763, 2013.

57 Baldwin, S., Costley, D., und Warren, A.: Employment activities and experiences of adults with high-functioning autism and Asperger's disorder. Journal of Autism and Developmental Disorders 44, 2440–2449, 2014.

58 Mattila, M.L., Hurtig, T., Haapsamo, H., Jussila, K., Kuusikko-Gauffin, S., Kielinen, M. et al.: Comorbid psychiatric disorders associated with Asperger syndrome/high-functioning autism: a community-and clinic-based study. Journal of Autism and Developmental Disorders 40, 1080–1093, 2010.

59 Lehnhardt, F. G., Gawronski, A., Pfeiffer, K., Kockler, H., Schilbach, L., & Vogeley, K.: The investigation and differential diagnosis of Asperger syndrome in adults. Deutsches Ärzteblatt International 110, 755–763, 2013.

60 «Musings of an Aspie«

61 Baron-Cohen, S., Wheelwright, S., Skinner, R., Martin, J. und Clubley, E.: The autism-spectrum quotient (AQ): Evidence from Asperger syndrome/high-functioning autism, males and females, scientists and mathematicians. Journal of Autism and Developmental Disorders 31, 5–17, 2001.

62 Baron-Cohen, S., Hoekstra, R.A., Knickmeyer, R. und Wheelwright, S.: The autism-spectrum quotient (AQ) – adolescent version. Journal of Autism and Developmental Disorders 36, 343–350, 2006.

63 Auyeung, B., Baron-Cohen, S., Wheelwright, S. and Allison, C.: The autism spectrum quotient: Children's version (AQ-Child). Journal of Autism and Developmental Disorders 38, 1230–1240, 2008.

64 Centers for Disease Control and Prevention (CDC): Prevalence of autism spectrum disorders – autism and developmental disabilities monitoring network, 14 Sites, United States, 2008. Surveillance Summaries 61, 1–19, 2012.

65 Loomes, R., Hull, L. und Mandy, W.P.L.: What is the male-to-female ratio in autism spectrum disorder? A systematic review and meta-analysis. Journal of the American Academy of Child & Adolescent Psychiatry 56, 466–474, 2017.

66 Maenner, M.J., Shaw, K.A., Bakian, A.V. et al.: Prevalence and characteristics of autism spectrum disorder among children aged 8 years – autism and developmental disabilities monitoring network, 11 Sites, United States, 2018. MMWR Surveillance Summaries 70, 1–16, 2021.

67 Volkmar, F.R., Lord, C., Bailey, A., Schultz, R.T. und Klin, A.: Autism and pervasive developmental disorders. Journal of Child Psychology and Psychiatry 45, 135–170, 2004.

68 Loomes, R., Hull, L. und Mandy, W.P.L.: What is the male-to-female ratio in autism spectrum disorder? A systematic review and meta-analysis. Journal of the American Academy of Child & Adolescent Psychiatry 56, 466–474, 2017.

69 Werling, D.M. und Geschwind, D.H.: Sex differences in autism spectrum disorders. Current Opinion in Neurology 26, 146, 2013.

70 Czech, H.: Hans Asperger, national socialism, and «race hygiene« in Nazi-era Vienna. Molecular Autism 9, 1–43, 2018.

Empfehlungen der Autorin

Hilfreiche, informative Webseiten und empfehlenswerte Bücher.

Hilfreiche Webseiten (Letzter Zugriff: 11.07.2022)

Autismus Deutschland e.V. – Bundesverband zur Förderung von Menschen mit Autismus: www.autismus.de

Dachverband Österreichische Autistenhilfe – Kompetenz- und Therapiezentrum für das Autismus-Spektrum: www.autistenhilfe.at

AspieNET – Offene Asperger- und Autistengruppe Wien: www.aspienet.at

Autismus Deutsche Schweiz – Verein für Angehörige, Betroffene und Fachleute: www.autismus.ch

Aspies e.V. Menschen im Autismus-Spektrum: www.aspies.de

Autismus-Spektrum-Portal mit Fragebögen und Tests etc.: https://autismus-spektrum.ch/autismus-tests/autismus-spektrum-test/

Selbsthilfeverein von Menschen mit dem Asperger-Syndrom. Aspies e.V.

Auticon (IT-Beratung mit Menschen im Autismus-Spektrum): www.auticon.de

Diversicon – Neurodiversität in der Arbeitswelt: www.diversicon.de

Autism Research Center der University of Cambridge: https://www.autismresearchcentre.com/tests/

Eine deutsche Online-Version der Kleinkinderversion »Q-Chat« »Quantitative Checklist for Autism in Toddlers« (Screening-Test für Kleinkinder) gibt es bei »Autismus-Spektrum.com« unter dem Link https://autismus-spektrum.com/autismus-test/

Empfohlene Bücher

Tony Attwood. Leben mit dem Asperger-Syndrom: Von Kindheit bis Erwachsensein – alles was weiterhilft. TRIAS Verlag 2019

Christine Preißman. Asperger: Leben in zwei Welten: Betroffene berichten: Das hilft mir in Beruf, Partnerschaft & Alltag. TRIAS Verlag 2018

Liane Holliday Willey. Ich bin Autistin – aber ich zeige es nicht: Leben mit dem Asperger-Syndrom. Verlag Rad und Soziales 2014

Steve Silberman. Geniale Störung: Die geheime Geschichte des Autismus und warum wir Menschen brauchen, die anders denken. DuMont 2018

Temple Grandin. Ich bin die Anthropologin auf dem Mars – Mein Leben als Autistin. Verlag Rad und Soziales 2021

Axel Brauns. Buntschatten und Fledermäuse: Mein Leben in einer anderen Welt. Goldmann Verlag 2004

Bibliografische Information der Deutschen Nationalbibliothek
Die Deutsche Nationalbibliothek verzeichnet diese Publikation in der Deutschen Nationalbibliografie; detaillierte bibliografische Daten sind im Internet über http://dnb.d-nb.de abrufbar.

Programmplanung: Celestina Filbrandt
Projektmanagement: Elisa Salemi
Redaktion: Magdalena Kieser
Bildredaktion: Christoph Frick
Covergestaltung: © Thieme
Layout: CYCLUS · Visuelle Kommunikation, Stuttgart

Bildnachweis:
Umschlagmotiv und Bild S. 3: @Thieme;
AutorInnenfoto: Susanne Huber
Zeichnungen: Susi Schaaf, Bellheim

Die abgebildeten Personen haben in keiner Weise etwas mit der Krankheit zu tun.

1. Auflage 2023

TRIAS Verlag in Georg Thieme Verlag KG
Rüdigerstraße 14, 70469 Stuttgart, Germany
www.thieme.de

Printed in Germany

Satz: Reemers Publishing Services GmbH, Krefeld
Druck: AZ Druck und Datentechnik GmbH, Kempten

Gedruckt auf chlorfrei gebleichtem Papier

ISBN 978-3-432-11539-9

Auch erhältlich als E-Book:
eISBN (ePub) 978-3-432-11540-5

1 2 3 4 5 6

Wichtiger Hinweis: Wie jede Wissenschaft ist die Medizin ständigen Entwicklungen unterworfen. Forschung und klinische Erfahrung erweitern unsere Erkenntnisse. Ganz besonders gilt das für die Behandlung und die medikamentöse Therapie. Bei allen in diesem Werk erwähnten Dosierungen oder Applikationen, bei Rezepten und Übungsanleitungen, bei Empfehlungen und Tipps dürfen Sie darauf vertrauen: Autoren, Herausgeber und Verlag haben große Sorgfalt darauf verwandt, dass diese Angaben dem Wissensstand bei Fertigstellung des Werkes entsprechen. Rezepte werden gekocht und ausprobiert. Übungen und Übungsreihen haben sich in der Praxis erfolgreich bewährt. Eine Garantie kann jedoch nicht übernommen werden. Eine Haftung des Autors, des Verlags oder seiner Beauftragten für Personen-, Sach- oder Vermögensschäden ist ausgeschlossen.

Geschützte Warennamen (Warenzeichen) werden nicht besonders kenntlich gemacht. Aus dem Fehlen eines solchen Hinweises kann also nicht geschlossen werden, dass es sich um einen freien Warennamen handelt.

Thieme Publikationen streben nach einer fachlich korrekten und unmissverständlichen Sprache. Dabei lehnt Thieme jeden Sprachgebrauch ab, der Menschen beleidigt oder diskriminiert, beispielsweise aufgrund einer Herkunft, Behinderung oder eines Geschlechts. Thieme wendet sich zudem gleichermaßen an Menschen jeder Geschlechtsidentität. Die Thieme Rechtschreibkonvention nennt Autor*innen mittlerweile konkrete Beispiele, wie sie alle Lesenden gleichberechtigt ansprechen können. Die Ansprache aller Menschen ist ausdrücklich auch dort intendiert, wo im Text (etwa aus Gründen der Leseleichtigkeit, des Text-Umfangs oder des situativen Stil-Empfindens) z. B. nur ein generisches Maskulinum verwendet wird.

Wo datenschutzrechtlich erforderlich, wurden die Namen und weitere Daten von Personen redaktionell verändert (Tarnnamen). Dies ist grundsätzlich der Fall bei Patient*innen, ihren Angehörigen und Freund*innen, z.T. auch bei weiteren Personen, die z. B. in die Behandlung von Patient*innen eingebunden sind.

TRIAS, einer der führenden Ratgeberverlage im Bereich Gesundheit, gehört zur Thieme Gruppe, marktführender Anbieter medizinischer Fachinformationen und Services. Anspruch der Thieme Gruppe ist es, den im Gesundheitswesen tätigen Berufsgruppen sowie allen an Gesundheit Interessierten genau die Informationen und Angebote bereitzustellen, die sie in einer bestimmten Arbeitssituation oder Lebensphase benötigen. Durch die hohe Qualität und zielgruppenspezifische Relevanz der angebotenen Leistungen bereitet Thieme den Weg für eine bessere Medizin und mehr Gesundheit im Leben.

Thieme